Hexenschuss & Heiserkeit

Hexenschuss & Heiserkeit

Bewährte Tipps für die Gesundheit

Zeichnungen von
Josef Blaumeiser

OTUS

Lieferbare Titel aus dem Otus Verlag:
www.otus.ch

Zeichnungen von Josef Blaumeiser

Herstellung und Organisation: Dr. Christian Zentner, München
Redaktion: Claudia Richter, München
Layout: Petra Obermeier, München

ISBN 978-3-907200-09-4

Inhalt

Tipps für den Bewegungsapparat

Was Sie tun können, wenn Knochen, Gelenke und Muskeln ihre Arbeit nur unter Schmerzen tun wollen – mit vielen erprobten Rezepten aus Omas Hausapotheke und Ratschlägen für Erste Hilfe

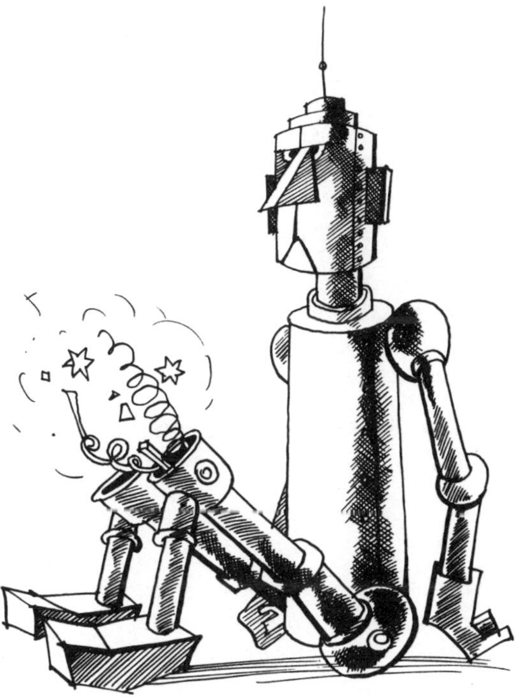

Knochenbrüche

- Ein Knochenbruch oder Fraktur (lat.: frangere – brechen) ist eine Unterbrechung der Kontinuität eines Knochens unter Bildung zweier oder mehrerer Bruchstücke (Fragmente) mit oder ohne Verschiebung (Dislokation).
- Maßnahmen: Sofort Arzt oder Rettungsdienst benachrichtigen. Der Knochenbruch wird durch den Ersthelfer weder eingerenkt noch gerichtet. Der Verunglückte ist so wenig wie möglich zu bewegen oder zu transportieren. Man lagert ihn ruhig und fixiert wenn nötig zum Beispiel mit Dreiecktüchern aus dem Verbandkasten oder zusammengerollten Decken die Bruchstelle. Dabei ist auf die aktuelle Position des Verletzen Rücksicht nehmen – er wird von sich aus eine Schonhaltung einnehmen – hierbei gilt es den Patienten dabei zu unterstützen und zu entlasten. Die Lagerung sollte sicher und ausreichend geschützt vor Unterkühlung oder Überhitzung sein. Da bei der Fraktur großer Knochen oder mehrerer Knochen sowie eventueller Weichteilschäden oder innerer Verletzungen die Gefahr eines Schocks besteht, sollte der Verletzte nicht alleine gelassen werden. Bei der Lagerung ist darauf zu achten, dass im Falle eines Schocks genügend Platz für entsprechende Maßnahmen besteht.
- Durch offene Brüche verursachte blutende Wunden werden wie andere Blutungen auch versorgt (Wundauflage aber kein Druckverband!). Hervorstehende Knochenteile sind dabei gegebenenfalls wie Fremdkörper zu behandeln, das heißt schonend und steril abdecken.
- Schienung der Bruchstelle und endgültige Einrichtung des Bruchs nur durch den Arzt, der im Allgemeinen einen Gips- oder Kunststoffverband anlegt.

Wirbelsäulenverletzung

- Die Wirbelsäule (lat.: Columna vertebralis, griech. rhachis) ist in ihrer Gesamtheit das zentrale tragende Konstruktionselement der Wirbeltiere. Sie bildet nicht nur die knöcherne Mitte des Körpers, sie verbindet auch alle anderen Teile des Skelettes miteinander. Auch bei der Steuerung und Übermittlung von Reizen aus der Umgebung spielt die Wirbelsäule und das in ihrem Inneren liegende Rückenmark eine zentrale Rolle.

- Die Wirbelsäule kann nach einem Sturz, Verkehrs- oder Badeunfall verletzt sein, wenn der Verletzte über Schmerzen an der Wirbelsäule klagt, wenn Finger, Zehen oder ganze Gliedmaßen nicht bewegt werden können oder in diesen Körperteilen Gefühlsstörungen auftreten.
- Gehen Sie mit einem Wirbelsäulenverletzten besonders vorsichtig um! Lassen Sie ihn möglichst in der vorgefundenen Lage oder lagern Sie ihn so, dass die Wirbelsäule nicht bewegt und nicht abgeknickt wird. Alarmieren Sie sofort Arzt oder Rettungsdienst.

Rachitis

- Mangelhafter Einbau von Kalzium und Phosphat in den kindlichen, heranwachsenden Knochen. Die betroffenen Kinder erhalten entweder zuwenig Vitamin D, oder sie sind zu selten in der Sonne (da Vitamin D aus Cholesterin und UV-Einstrahlung vom Körper gebildet werden kann).
- Symptome: zu weiche, schmerzhafte Knochen, die an den Enden auftreiben und verformt werden. Die meist 2–4jährigen Kinder sind schreckhaft, haben einen geblähten Bauch und Muskelkrämpfe.
- Die Behandlung richtet sich nach der Ursache. Sie besteht in einer Substitution von Vitamin D, gegebenenfalls zusätzlich von Calcium oder Phosphat.
- Zur Prophylaxe ist es in Deutschland üblich, Säuglingen während des ersten Lebensjahres Vitamin D in einer täglichen Einzeldosis zu verabreichen.
- Unterstützend wirken Vitamin D-reiche Nahrungsmittel wie Spinat, Petersilie, Meerrettich und Weizenkeime, außerdem Milch und Milchprodukte, Vollkornbrot.
- Licht, Luft und Sonne wirken sich positiv aus – die Sonne ist an der Produktion von Vitamin D beteiligt.

Gelenke jung erhalten

- Ein Gelenk (lat. Articulatio) aus anatomischer Sicht ist eine bewegliche Verbindung von zwei oder mehreren Knochen. In der Anatomie wird zwischen echten, das heißt mit einem flüssigkeitsgefüllten Spalt versehenen, und unechten Gelenken unterschieden. Mit einem Pseudogelenk ist dagegen der beweglich gebliebene Knochenbereich nach einem nicht verheilten Knochenbruch gemeint. Eine Verabreichung von Arzneimitteln durch Punktion in ein Gelenk bezeichnet man als intraartikuläre Injektion.
- Lassen Sie Ihre Gelenke nicht „einrosten", sondern trainieren Sie den naturgegebenen Aktionsradius der Gelenke, ohne sie zu überdehnen.
- Vermeiden Sie einseitige Dauerbelastungen des immer gleichen Gelenks.

Arthritis

- Mit dem Begriff Arthritis werden eine Vielzahl von Reizzuständen und Entzündungen eines oder mehrerer Gelenke zusammengefasst, wobei die Innenschicht der Gelenkkapsel (Synovialis) immer mitbetroffen ist.
- Unterstützend zur ärztlichen Behandlung der Gelenkentzündung kann sich die vorübergehende Umstellung auf Rohkost bzw. vegetarische Kost empfehlen.
- Mischen Sie 10 g Arnikablüten, 20 g Borretschblüten, je 30 g Birkenblätter, Mädesüßspitzen und Artischockenblätter sowie 40 g Eschenblätter. 1 Esslöffel davon mit ¼ Liter Wasser aufkochen, 10 Minuten ziehen lassen und abseihen. Täglich zwei Tassen zwischen den Mahlzeiten.
- Schalten Sie einmal in der Woche einen Obsttag ein, z. B. mit frischen Erdbeeren, Tomaten (oder Tomatensaft), Kirschen, gekochten Äpfeln.
- Kochen Sie 100 g Primelblätter in möglichst wenig Wasser zu Brei. Bestreichen Sie damit nach dem Abkühlen Kompressen für die schmerzenden Gelenke.
- Schmerzlindernd wirkt auch eine Auflage aus frischen, zerdrückten Rizinusblättern.

Arthrose

- Dic Arthrose ist ein Gelenkverschleiß, der durch ein Ungleichgewicht zwischen Beanspruchung und Leistungsfähigkeit des Gelenkes entsteht. Eine Arthrose entwickelt sich hauptsächlich im Hüft- und Kniegelenk, sie ist aber auch in allen anderen Gelenken möglich. Im hohen Alter ist eine (leichte) Arthrose kaum zu verhindern.
- Eine Heilung dieser nichtentzündlichen Gelenkentartung ist nicht möglich. Der vom Arzt festgestellte chronische Krankheitszustand lässt sich aber mit Hausmitteln erleichtern, der Krankheitsprozess verlangsamen.
- Massage der Gelenke, warme Bäder und Bestrahlungen mit dem Infrarotstrahler fördern die Beweglichkeit der betroffenen Gelenke.
- Vom Arzt verschriebene Thermal- oder Moorkuren können den Krankheitszustand bessern.
- Streben Sie Ihr Idealgewicht an – jedes Kilogramm zuviel belastet die Gelenke zusätzlich.
- Mischen Sie für einen Arthrosetee zu gleichen Teilen Primelblüten, Eschenblätter, Ackerschachtelhalm, Baldrian- und Klettenwurzeln. 1 Esslöffel davon über Nacht in einem Liter kaltem Wasser ziehen lassen, dann aufkochen, eine Viertelstunde ziehen lassen und abseihen. Dreimal täglich vor den Mahlzeiten eine Tasse des mit Honig gesüßten Tees trinken.

Bandscheibenvorfall

- Von einem Bandscheibenvorfall (Diskusprolaps) spricht man, bei Durchbruch des Nukleus pulposus durch den schadhaften Anulus fibrosus. Das Rückenmark und seine Austrittsbahnen können dadurch gequetscht werden.
- Als Ursache findet sich fast immer ein fortgeschrittener Bandscheibenverschleiß.

- Am häufigsten sind die Bandscheiben zwischen dem 4. und 5. Lendenwirbel und zwischen dem 5. Lenden- und 1. Sakralwirbel betroffen, danach folgen die Bandscheiben der unteren Halswirbelsäule.
- Bei plötzlichem Auftreten von Lähmungen sollte sofort eine Untersuchung eingeleitet werden (z.B. Computertomographie), da nur durch eine sofortige Bandscheibenoperation die durch den Bandscheibenvorfall gequetschten Nervenbahnen wieder befreit werden können.
- Bei einem Bandscheibenvorfall der nur mit Schmerzen, aber ohne Lähmungen einhergeht, hält der Chirurg sich mit einer Operation eher zurück. Verordnet werden eine spezielle Krankengymnastik, Wärmeanwendungen (Fango) und zur Not schmerzlindernde Medikamente.
- Ausgeglichene körperliche Betätigung, Gymnastik und Vermeidung von Übergewicht schützen vor einem Bandscheibenvorfall!

Rheumatismus allgemein

- Die Rheumatologie ist eine Fachrichtung der Medizin, die sich mit der Diagnose und Therapie von chronischen Krankheiten beschäftigt, die sich meist auch durch Schmerzen im Bereich des Bewegungsapparates bemerkbar machen.
- Der Begriff Rheumatismus bezeichnet eine Reihe von Erkrankungen. Mittlerweile werden rund 400 Erkrankungen als „rheumatisch“ angesehen. Beispielhaft sind hier die rheumatoide Arthritis (auch Polyarthritis) und die Polychondritis (RP), der Morbus Bechterew, die Fibromyalgie und der Lupus erythematodes (SLE) zu nennen. Viele rheumatische Erkrankungen, insbesondere die sogenannten Autoimmunerkrankungen, gehen mit Entzündungsprozessen einher. Andere rheumatische Erkrankungen, wie z.B. die Arthrose, führen zu Gelenkschmerzen ohne systemisch nachweisbare Entzündungsaktivität.

Gelenkrheumatismus

- Unterstützend zur ärztlich verordneten Therapie ist eine Ernährungsumstellung auf Rohkost und vitaminreiche Säfte anzuraten.
- Mischen Sie 80 g Birken- mit 20 g Wermutblättern. Übergießen Sie 1 Esslöffel davon mit ¼ Liter kochendem Wasser, lassen Sie den Tee 12 Minuten ziehen und seihen Sie ihn ab. Von diesem Tee sollten Sie 2–3 Wochen lang täglich 2–3 Tassen trinken.
- Schmerzlindernd und stoffwechselfördernd wirkt eine Teemischung aus je 20 g Vogelknöterich, Johanniskraut, Stiefmütterchen und Goldraute sowie 30 g Birkenblättern. 1 Esslöffel mit ¼ Liter Wasser aufkochen. Täglich 2–3 Tassen davon trinken.
- Eine Mischung aus 50 g Lindenblüten und 50 g Holunderbeeren ergibt den richtigen Tee für eine Schwitzkur. 1 Esslöffel der Mischung mit ¼ Liter Wasser aufkochen, durchseihen. Den Tee möglichst heiß trinken.
- Nehmen Sie, wenn der Arzt zustimmt, ein Vollbad mit Heublumen (500 g in 5 Liter Wasser abkochen), Haferstroh (1 großes Büschel eine halbe Stunde in einem Kessel Wasser abkochen), Fichtennadeln (Extrakt nach Vorschrift verwenden) oder Moor (¼ bis ½ Liter der fertigen Lösung auf ein Vollbad).
- Als Einreibemittel nach einem Bad oder einer Massage ist Johanniskrauttinktur zu empfehlen. Lassen Sie 250 g Johanniskrautblüten einen Monat lang an einem warmen Ort in einem Liter fünfzigprozentigem Alkohol ziehen.
- Ligusteröl zum Einreiben stellen Sie her, indem Sie 300 g Ligusterblätter einen Monat lang in einem Liter Olivenöl ziehen lassen.

Muskelrheumatismus

- Wie bei Gelenkrheumatismus sind auch hier heiße Vollbäder angezeigt, soweit der Arzt zu ihnen rät (Heublumen-, Fichtennadel- oder Zinnkrautzusatz).

- Eine milde Teemischung besteht aus je 10 g Brennnesseln und Johanniskraut, 20 g Birkenblättern sowie je 30 g Hauhechel und Mädesüßblüten. 1 Esslöffel davon mit ¼ Liter kochendem Wasser überbrühen, abseihen und auf 2 Tassen (morgens und abends vor den Mahlzeiten) verteilen.
- Linderung verspricht auch eine Mischung aus Johanniskraut, Bertramwurz, Weidenblättern und Pappelblättern zu gleichen Teilen. 1 Esslöffel davon mit ¼ Liter Wasser aufbrühen, 12 Minuten ziehen lassen und abseihen.
- Als Einreibemittel wird eine Mischung von 90 g Ameisenspiritus mit 2 g Rosmarinöl und 1 g Wintergrünöl empfohlen.

Muskelkater

- Als Muskelkater bezeichnet man einen Schmerz, der nach sportlicher Anstrengung, besonders bei hohen Belastungen oder untrainierten Muskelpartien, auftritt. Meistens macht sich dieser erst Stunden nach dem Sport bemerkbar.
- Ein leichter Muskelkater ist auf die Anhäufung von Milchsäure im Muskelgewebe zurückzuführen, bei einem schweren Muskelkater können feinste Muskelfasern zerrissen sein.
- Laut einer australischen Studie verringern Dehnungsübungen vor oder nach dem Training einen Muskelkater nur in vernachlässigbar geringem Umfang. Auch vorheriges Aufwärmen schützt nicht vor Rissen, die aus einer Überbeanspruchung von Muskelfasern herrühren.
- Massagen tragen nicht zur Heilung eines Muskelkaters bei, sondern verzögern diese, da sie eine zusätzliche mechanische Irritation der Muskulatur darstellen.
- Wärmebehandlungen, etwa durch Bäder oder Saunabesuche, können dagegen den Schmerz mildern und zu einer schnelleren Genesung der Muskelfasern beitragen, da die Durchblutung der Muskeln gesteigert wird.

- Eine neuere Studie konnte zeigen, dass die Einnahme von Kirschsaft sowohl die Schmerzen als auch den Kraftverlust reduzieren konnte. Diese Wirkung lässt sich durch die im Kirschsaft enthaltenen Antioxidantien erklären.
- Eine weitere Möglichkeit der Bekämpfung von Muskelkater ist die biomechanische Stimulation durch Vibrationstraining. Mittels hochfrequenter Vibration werden Muskelkontraktionen hervorgerufen, durch die der Muskelkaterschmerz gemildert wird. Aber auch schon das Einreiben der betroffenen Muskeln mit Alkohol – direkt nach der körperlichen Betätigung – kann einem Muskelkater vorbeugen.
- Man sollte auf keinen Fall, wie es früher propagiert wurde, „darauf- bzw. darüber trainieren“, also den Schmerz verbeißen und sich wie vorher bewegen oder gar das Training noch steigern. Damit meinte man, den Prozess des Laktatabbaus steigern zu können. Ganz im Gegenteil erschwert und verlängert jede Beanspruchung des Muskels den Heilungsprozess. Aus diesem Grunde sollte man jede Belastung vermeiden und sich „regenerativ“ und schonend bewegen, bis der Schmerz völlig abgeklungen ist.
- Hilfreich sind auch warme Bäder, leichte (!) Massagen und Saunagänge.

Muskelkrämpfe

- Als Muskelkrampf wird eine ungewollte starke Muskelanspannung bezeichnet, die mit sehr großen Schmerzen verbunden sein kann. Eine der häufigsten Ursachen für sporttypische Muskelkrämpfe ist Magnesiummangel.
- Stemmen Sie bei Fuß- oder Wadenmuskelkrämpfen den Fuß gegen eine feste Auflage, etwa die untere Bettabgrenzung. Auch behutsames Massieren von Fuß- und Wadenmuskeln kann den Krampf lösen.
- Barfuß laufen und ansteigende Fußbäder (35 bis 40 Grad Celsius) mit anschließendem kaltem Wasserguss beugen Muskelkrämpfen vor.
- Für feuchtwarme Umschläge verwenden Sie eine Abkochung von 80 g Gänseblümchen- und 30 g Minzenblättern in einem Liter Wasser.

- Als durchblutungsfördernder Tee ist ein Korianderaufguss (30 g mit einem Liter kochendem Wasser übergießen, 15 Minuten ziehen lassen, abseihen) zu empfehlen. Trinken Sie drei- bis viermal täglich eine Tasse.

Rückenschmerzen

- Rückenschmerzen sind mehr oder minder starke Schmerzen des menschlichen Rückens, die ganz unterschiedliche Ursachen haben können. Mediziner sprechen von Dorsalgie (v. lat. dorsum „Rücken" und griech. ἄλγος – algos „Schmerz"), oder von Lumbalgie/Lumbago (lat. lumbus = Lende; dt. auch Hexenschuss), wenn die Lenden-Kreuzbeinregion betroffen ist.

- Zur Vorbeugung wichtig ist stabilisierende Gymnastik und Ausgleichssport sowie ein „rückengerechtes" Verhalten im Alltag, z.B. beim Heben von Lasten (Präventive Rückenschule). Sitzende Berufe (Bürotätigkeiten, Berufskraftfahrer, ...) sind weit häufiger von Rückenschmerzen betroffen als Schwerarbeiter. Deswegen empfiehlt sich für sitzende Berufe wenn möglich das gelegentliche Nutzen eines Gymnastikballs und gelegentliche Streckübungen schon während der sitzenden Tätigkeit um unnötige Muskelverkrampfungen zu vermeiden.

Hexenschuss

- Rückenschmerzen sind mehr oder minder starke Schmerzen des menschlichen Rückens, die ganz unterschiedliche Ursachen haben können. Mediziner sprechen von Dorsalgie (v. lat. dorsum „Rücken" und griech. ἄλγος – algos „Schmerz"), oder von Lumbalgie/Lumbago (lat. lumbus = Lende; dt. auch Hexenschuss), wenn die Lenden-Kreuzbeinregion betroffen ist.

- Waschen Sie die schmerzenden Lenden stündlich mit sehr warmem Essigwasser ab.

- Kochen Sie 500 g Heublumen mit fünf Litern Wasser ab. Den Extrakt verwenden Sie für ein heißes Wannenbad.

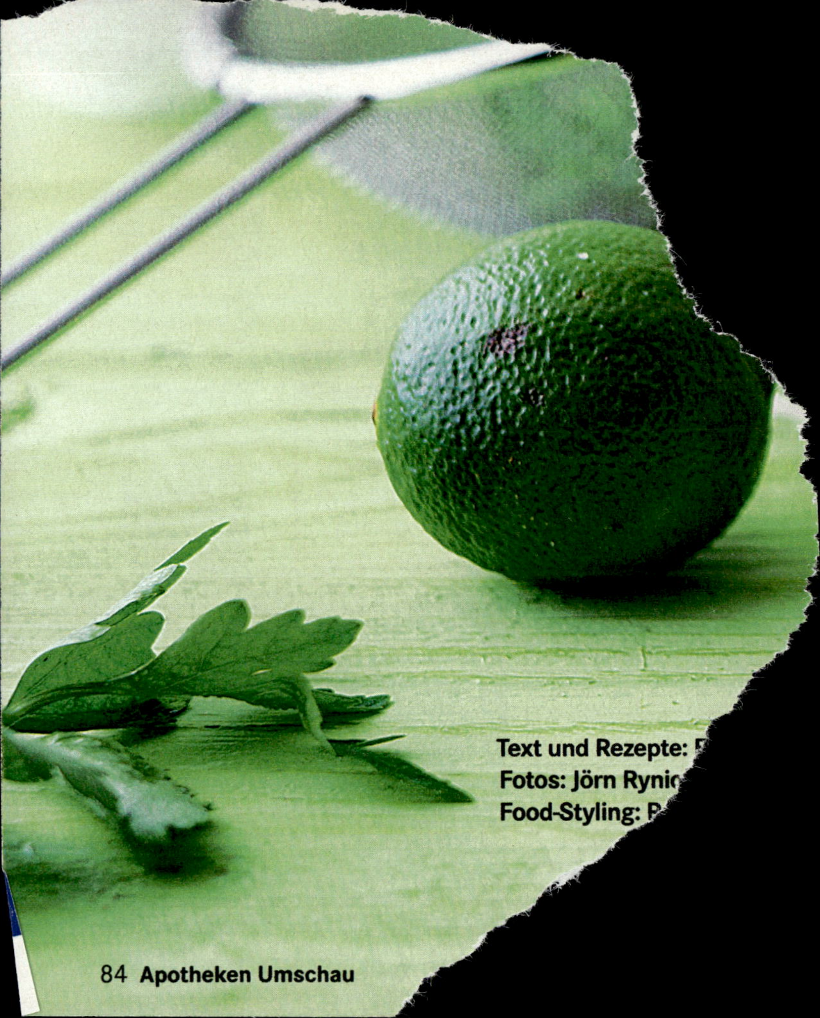

Text und Rezepte: R
Fotos: Jörn Rynic
Food-Styling: R

- Versuchen Sie es mit einer Schwitzkur im Bett. Für den schweißtreibenden Tee übergießen Sie je 2 Esslöffel Holunder- und Lindenblüten mit einem Liter kochendem Wasser. 15 Minuten ziehen lassen, abseihen und alle halbe Stunde eine Tasse trinken.
- Mischen Sie für einen Hexenschusstee zu gleichen Teilen Arnikablüten, Gartenraute, Schlüsselblumenblüten, Schafgarbe, Birkenblätter und Weidenrinde. 1–2 Esslöffel der Mischung mit ¼ Liter kaltem Wasser ansetzen, aufkochen und 15 Minuten ziehen lassen. 3 Tassen täglich trinken.
- Versuchen Sie es mit Wacholdertinktur: 3–4 Esslöffel Wacholderbeeren zerquetschen, mit einem Liter Korn ansetzen, 14 Tage an einen warmen Platz stellen, dann abseihen. 14 Tage lang morgens und abends je 20 Tropfen auf Würfelzucker einnehmen.

Ischias

- Ischialgie. Durch Reizung des Nervus Ischiadikus sowie benachbarter Nerven kommt es zu Schmerzen in deren Ausbreitungsgebieten. Die Ischialgie entsteht bevorzugt bei schweren Muskelverspannungen und Bandscheibenschäden. Sie kann aber auch bei Erkrankungen im kleinen Becken (z.B. bei Gebärmuttertumoren) auftreten.
- Symptome: Lendenschmerzen mit Ausstrahlung in ein Bein bis zur Fußaußenkante, Schmerzen bei stärkerem Beugen des Hüftgelenks, das leichte Beugen des Kniegelenks bringt dagegen Linderung.
- Wärme lindert die Schmerzen. Ein altes Rezept empfiehlt, überbrühte heiße Kohlblätter auf die schmerzenden Stellen zu legen. Decken Sie die Auflage mit einem Leinentuch zu.
- Auch Heublumenwickel liefern Wärme. Zwei Handvoll Heublumen werden 30 Minuten in einem Liter Wasser gekocht. Mit der durchgesiebten Flüssigkeit tränken Sie ein Leinentuch, das auf die schmerzenden Partien gelegt und mit einem Wolltuch überdeckt wird.

- Mischen Sie zu gleichen Teilen Baldrianwurzeln, Hopfen, Birkenblätter, Ehrenpreis, Wacholder und Stiefmütterchen. 1 Esslöffel davon mit ¼ Liter Wasser aufkochen, durchseihen. Eine halbe Stunde vor jeder Hauptmahlzeit eine Tasse davon trinken.
- Reiben Sie die schmerzenden Stellen mit Arnikatinktur ein.
- Auch Fliederöl lindert die Schmerzen: 300 g Blüten und Blätter mit einem Liter Olivenöl mischen, vier Wochen lang an einem sonnigen Platz stehend ziehen lassen, dann filtrieren. Schmerzende Stellen damit einreiben.

Schulter-Arm-Schmerzen

- Unterstützend zur ärztlichen Behandlung von Schulter-Arm-Schmerzen die betroffenen Stellen an Hals, Schultergelenk und Arm mit den Handflächen vorsichtig knetend massieren.
- Übergießen Sie je 15 g Arnikablüten, Thymian- und Rosmarinblätter mit einem Liter kochendem Wasser. Eine Viertelstunde ziehen lassen, abseihen und ein Tuch mit dem Absud tränken, ausdrücken und auf die schmerzenden Stellen legen. Ein Baumwoll- und dann ein Wolltuch darumwickeln. 30 Minuten einwirken lassen, dann ggf. erneuern.
- 30 g Kampfer und 20 g Scharfpaprikapulver eine Woche lang in ¼ Liter Franzbranntwein ziehen lassen. Die schmerzenden Stellen damit einreiben, eine Mullkompresse auflegen und mit einem Wolltuch abdecken.

Prellungen und Blutergüsse

- Als Prellung (lat: Contusio) oder Kontusion wird die Schädigung von Organen oder Körperteilen durch direkte, stumpfe Gewalt von außen ohne sichtbare Verletzungen der Haut bezeichnet. Es kommt zu einem umschriebenen Ödem des Gewebes und Blutaustritt aus beschädigten Kapillaren in das umliegende Gewebe, was als Bluterguss sichtbar werden kann.

- Normalerweise heilt ein Bluterguss von selbst im Laufe von zwei bis drei Wochen. Ein Arztbesuch ist deshalb in der Regel nicht notwendig. Ein Arzt sollte jedoch konsultiert werden, wenn eine größere Verletzung vorliegt oder Blutergüsse gehäuft auftreten.
- Durch sofortiges Kühlen der verletzten Stelle lassen sich der Schmerz und die Ausbreitung eindämmen.
- Umschläge mit Arnikatinktur, morgens und abends erneuert, erleichtern die Beschwerden. Tränken Sie dazu einen Wattebausch mit der Tinktur (ggf. mit etwas Wasser verdünnen) und binden Sie ihn auf die Prellung. Arnikatinktur können Sie selbst herstellen: 30 g Arnikablüten und 20 g Arnikawurzeln 14 Tage in 200 g siebzigprozentigem Alkohol ziehen lassen, dann filtrieren.
- Eine andere Mixtur für Umschläge: 10g Arnikablüten, 30g Beinwellwurzeln und 20 g Thymianblätter mit 1/2 Liter kochendem Wasser überbrühen, 10 Minuten ziehen lassen, abseihen und erkalten lassen.
- Kochen Sie 50 g Petersilie eine Viertelstunde lang in einer Mischung aus ¼ Liter Rotwein und ¼ Liter Weinessig. Durchseihen und warme, stets feucht gehaltene Kompressen damit tränken.
- Omas bevorzugte Eisenkraut-Umschläge: 20 g Kraut und Wurzeln mit ¼ Liter kaltem Wasser über Nacht ziehen lassen und durchseihen.
- Bei Blutergüssen, etwa bei einer Beule am Kopf, waren einst Umschläge mit verdünnter essigsaurer Tonerde das Mittel der Wahl.
- Kaltes Wasser tut es aber auch. Das gilt genauso als Erste Hilfe bei Prellungen.

Verrenkung, Verzerrung

- Eine Luxation (lat. luxare = verrenken) ist ein vollständiger oder unvollständiger Kontaktverlust gelenkbildender Knochenenden. Umgangssprachlich wird das Luxieren eines Gelenkes als auskugeln oder ausrenken bezeichnet.

- Das betroffene Gelenk schwillt an, Bewegung und Belastung erzeugen Schmerzen. Die Erste Hilfe besteht in der Ruhigstellung des Gelenks – alles Weitere ist Sache des Arztes. Niemals selbst „einrenken“ wollen.
- Schmerzlindernd wirken feucht-kühle Umschläge.
- Für Umschläge können Sie auch einen Aufguss von 40 g Arnikablüten und 30 g Schafgarbe mit ¼ Liter Wasser verwenden. Durchseihen, Umschlag häufig wechseln.
- Oder zerdrücken Sie frische Huflattichblätter und tränken Sie die Umschläge mit dem Saft.
- Hilfreich ist auch eine Einreibung mit Arnikatinktur.

Verstauchung

- Eine Verstauchung oder Distorsion (lat. Verdrehung) ist eine Verletzung eines Bandes (Ligamentum) oder einer Gelenkkapsel, bei der die Kollagenfasern dieser Strukturen stark überdehnt werden. Dies zieht eine Änderung der so genannten Tertiärstruktur nach sich, die entsprechende Schmerzen verursacht. Distorsionen entstehen meistens durch Umknicken oder Überdrehen. Ein Anschwellen der betroffenen Stelle (meistens Hand, Fuß oder Knie), oft mit einem Bluterguss, ist Folge einer Verstauchung.
- Die Behandlung erfolgt durch Kühlen (entzündungshemmend, schmerzlindernd), Ruhigstellen (Reizminderung) und Hochlagern (abschwellender Effekt).
- Schmerzlindernd wirken feucht-kühle Umschläge.
- Für Umschläge können Sie auch einen Aufguss von 40 g Arnikablüten und 30 g Schafgarbe mit ¼ Liter Wasser verwenden. Durchseihen, Umschlag häufig wechseln. Oder zerdrücken Sie frische Huflattichblätter und tränken Sie die Umschläg.
- Hilfreich ist auch eine Einreibung mit Arnikatinktur.

Sehnenscheidenentzündung

- Die Sehnenscheidenentzündung (Tendovaginitis, auch Peritendinitis oder Paratendinitis) ist eine Entzündung der Sehnenscheiden. Sie äußert sich in starken, stechenden oder ziehenden Schmerzen. Sehnenscheidenentzündungen treten vor allem im Bereich des Handgelenks auf, aber z.B. auch im Sprunggelenk-Bereich. Prinzipiell sind sie überall dort möglich, wo Sehnenscheiden existieren.
- Generell gilt bei akuten Schmerzen die PECH-Regel mit Kühlung, Schonung und Hochlagerung. Bei starken Schmerzen kann auch eine Ruhigstellung des betroffenen Muskels (Schiene, selten Gipsverband) sinnvoll sein. Oft wird ein stützender Verband angelegt, und oft eine entzündungshemmende Salbe appliziert. Nichtsteroidale Antirheumatika lindern ebenfalls die Schmerzen und hemmen die Entzündung.
- Nach Abklingen der akuten Krankheitszeichen helfen Wechselbäder, leuchtkühle Packungen, sanfte Massagen.

Schluckauf

- Der Schluckauf (lat. Singultus = Schluchzen, Röcheln) ist eine reflektorische Einatmungsbewegung (Kontraktion) des Zwerchfells, wobei die Einatmung durch plötzlichen Stimmlippenverschluss unterbrochen wird. Dadurch entsteht ein deutliches Geräusch (der Hickser).
- Gegen gelegentlichen Schluckauf, das krampfhafte Zusammenziehen des Zwerchfells, hilft ein Glas kaltes Wasser.
- Manchmal genügt es schon, für eine halbe Minute die Luft anzuhalten.
- Bei Kindern hört der Schluckauf meist auf, wenn man sie ablenkt: Zeigen Sie dem Kind einen Fünf-Euro-Schein. Er gehört ihm, wenn sich der Schluckauf sofort legt.
- Ein Tee für alle, die oft unter Schluckauf leiden: Übergießen Sie ½ Teelöffel Anissamen und eine Messerspitze Estragon mit ¼ Liter kochendem Was-

ser, lassen Sie den Tee fünf Minuten ziehen und trinken Sie ihn warm und schluckweise.

- Auch ein schlichter Pfefferminztee wird als Mittel gegen beharrlichen Schluckauf empfohlen.
- Langdauernder, immer wiederkehrender Schluckauf kann auf Zwerchfellerkrankungen oder nervöse Störungen hindeuten – in diesem Fall sprechen Sie mit dem Arzt.

Probleme mit den Füßen

- Bevorzugen Sie Schuhwerk, das Ihren Zehen Bewegungsfreiheit garantiert. Die vordere Auftrittsfläche sollte stets flach sein. Im Sommer und zu Hause sollten Sie Sandalen tragen (bessere Fußdurchblutung).
- Baden Sie geschwollene Füße fünf Minuten in einer erkalteten Abkochung von 100g Beifuß in drei Litern Wasser.
- Bewährt hat sich auch eine Einreibung der Füße mit Kampferspiritus (aus der Apotheke). Sie sollten das abends vor dem Schlafengehen machen. Immer von den Zehenspitzen bis zu den Knien arbeiten, den Kampferspiritus gut einmassieren.
- Bei schmerzenden Füßen hilft oft ein heißes Fußbad (10 Minuten) mit Silberweidenrinde. Kochen Sie 60 g davon mit drei Litern Wasser auf und lassen Sie die Mischung noch zehn Minuten ziehen. Anschließend die Füße hochlegen.
- Großmutters Rezept gegen kalte Füße: Bestreuen Sie die Socken innen mit Senfmehl.
- Salbei- oder Ackerschachtelhalmpulver, in die Socken gestreut, hilft dagegen bei schweißigen oder feuchten Füßen.

SEI GUT ZU DEINER HAUT

*Die Haut bleibt jung, wenn sie gut behandelt wird.
Hier können Sie nachlesen, wie die Körperdecke in gesunden und kranken Tagen behandelt werden sollte*

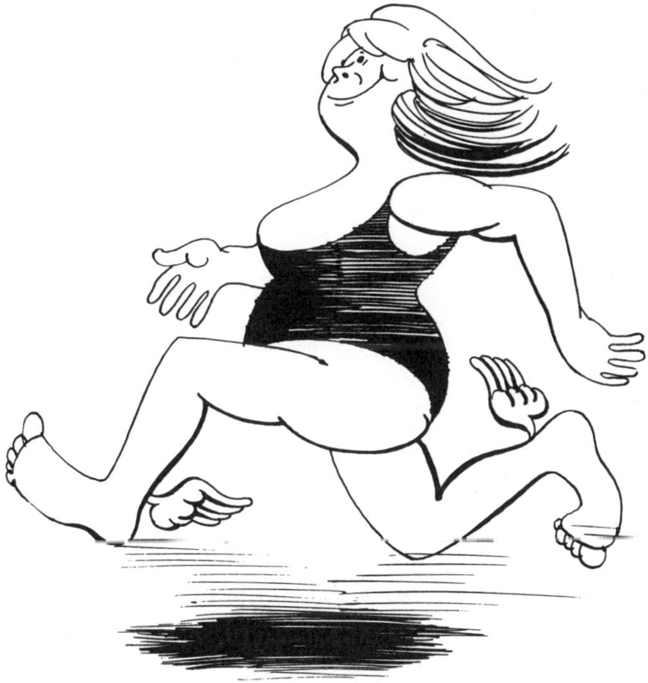

Insektenstiche

- Insektenstiche erfolgen entweder in Nestnähe von sich bedroht fühlenden Honigbienen, Wespen und Hornissen, oder durch das meist unbeabsichtigte Quetschen dieser staatenbildenden Insekten, beispielsweise durch darauf treten oder danach schlagen. Die Körper der Betroffenen reagieren sehr unterschiedlich.
- Als Sofortbehandlung kommen eine Entfernung des Stachels (falls vorhanden – nur beim Bienenstich) und Kühlung in Frage. Bei allergischen Reaktionen ist eine Behandlung mit entsprechenden Medikamenten (Antihistaminika, Kortikoide, Adrenalin) notwendig.
- Insektenstiche mit Salmiak betupfen, das lindert den Schmerz und verhindert ein Anschwellen.
- Sie können es auch mit Arnikatinktur, Anisöl, essigsaurer Tonerde, Zwiebelsaft oder in etwas Weingeist aufgelöstem Nelkenöl versuchen.
- Als Insektenschutz können Sie die Haut mit Lorbeer-, Eukalyptus- oder Pfefferminzöl einreiben.
- Waschen Sie sich mit Anti-Mücken-Wasser: 8 Teile Kölnisch Wasser mit 1 Teil Nelkenöl und 32 Teilen Weingeist mischen, ein paar Tropfen davon ins Waschwasser geben.
- Bei einem Insektenstich in Augennähe sofort Umschläge mit kaltem Wasser auflegen, Arzt verständigen.

Hautjucken

- Es kann die unterschiedlichsten Ursachen haben – von Parasiten und einer Infektion bis zu Stoffwechselstörungen. Deshalb immer den Arzt um Klärung der Diagnose bitten. Selbsthilfe nur zur Reizmilderung.
- Mischen Sie 20 g Löwenzahnwurzeln, je 15 g Bittersüßspitzen und Holunderblätter, 10 g Seifenkrautwurzeln. 1 Esslöffel davon mit ¼ Liter Wasser aufkochen. Morgens, mittags und abends eine Tasse trinken.

- Reiben Sie die juckenden Stellen mit Mandelöl ein.
- Auch Kompressen mit frischem Gurken- oder Gartenkerbelsaft wirken juckreizlindernd.
- Waschen Sie die juckenden Stellen mit einer Abkochung von 50 g Osterluzei (ganze Pflanze) in ½ Liter Wasser. Die juckenden Stellen mehrmals täglich mit der durchgeseihten Flüssigkeit waschen, nicht nachspülen.
- Verwenden Sie eine Abkochung von 100 g Blutweiderichspitzen, 100 g Leinsamen und 50 g Minzenblättern (eine halbe Stunde mit drei Litern Wasser kochen, abseihen) als Badezusatz für ein Vollbad.

Akne, Pickel, Mitesser

- Die Akne (Hautfinne) ist ein Hautleiden mit Erkrankung der Talgdrüsen und Haarfollikel. Betroffen sind vor allem Hautbezirke mit vielen Talgdrüsen (Gesicht, Brust und Rücken). Der von den Talgdrüsen produzierte Talg staut sich in seinen Ausführungsgängen, und es entstehen langwierige Entzündungen, Vernarbungen und Verhornungsstörungen.
- Außer in sehr leichten Fällen von Akne ist die Behandlung durch einen Hautarzt (Dermatologen) anzuraten. Es stehen mehrere Wirkstoffe und unterstützende Therapie-Methoden zur Verfügung. Die medikamentöse Therapie versucht, die Talgproduktion zu reduzieren, den Verhornungsvorgang im Ausführungsgang des Talgdrüsenfollikels zu normalisieren, Bakterien zu bekämpfen und die Entzündungsreaktion günstig zu beeinflussen.
- Luft, Licht und Sonne wirken sich auf Hautveränderungen positiv aus.
- Bereits entzündete Mitesser niemals ausdrücken – die Entzündung kann sich verschlimmern.
- Übergießen Sie 15 g Blätter und Kraut des wilden Stiefmütterchens mit ½ Liter kochendem Wasser. 10 Minuten ziehen lassen, abseihen und täglich zwei Tassen davon trinken. Zusätzlich die befallenen Hautpartien mit dem Tee betupfen.

- Nützlich sind blutreinigende und leicht schweißtreibende Tees aus Holunderblüten, Pfefferminze, Melisse oder Lindenblüten. Jeweils 1 Esslöffel davon mit ¼ Liter kochendem Wasser überbrühen. Täglich zwei Tassen trinken.
- Für einen anderen Mitesser-Tee mischen Sie Schafgarbe und Johanniskraut zu gleichen Teilen. Zwei Esslöffel mit ¼ Liter kochendem Wasser überbrühen, 15 Minuten ziehen lassen und abseihen. Täglich zwei Tassen trinken.
- Besorgen Sie sich Hefetabletten aus der Apotheke und nehmen Sie sie nach Vorschrift ein.
- Betupfen Sie die befallenen Hautstellen mit einer Aufkochung von 15 g Arnikablüten auf ½ Liter Wasser.
- Bewährt haben sich auch Kompressen mit Zinnkraut: 1 Handvoll davon mit 1 Liter kochendem Wasser überbrühen, 15 Minuten ziehen lassen und abseihen. Warm verwenden.

Cellulite

- Bei der Cellulite (auch Zellulite oder Orangenhaut) handelt es sich um eine Dellenbildung der Haut, die hauptsächlich im Bereich der Oberschenkel, Oberarme, Hüften und des Gesäßes auftreten kann. Sie kommt fast ausschließlich bei Frauen vor, da Männer eine andere Bindegewebsstruktur haben. Im Fall von Übergewicht kann Cellulite bereits vor dem 25. Lebensjahr auftreten, in fortgeschrittenem Alter bekommen sie 80 bis 90 Prozent aller Frauen in unterschiedlichem Ausmaß.
- Cellulite ist keine Krankheitserscheinung, sondern eine biologisch bedingte Veränderung des weiblichen Bindegewebes, die zu einem rein ästhetischen Problem werden kann. Zur Vorbeugung oder Verminderung sind zahlreiche medizinische, alternativmedizinische und kosmetische Behandlungsmethoden entwickelt worden, von denen jedoch keine vollständig erfolgreich ist.
- Behandlung mit Unterdruck in einer speziellen Vakuum-Röhre
- Lymphdrainage

- Anregung der Durchblutung der Haut durch ausreichende Bewegung, Wechselduschen und Bürstmassagen
- Endermologie, mechanische Bindegewebsmassage zur „Hautgymnastik“
- Unterstützende Ernährung, beispielsweise Verzehr von Vitamin C, welches durch die Vernetzung kollagener Fasern zur Stärkung des Bindegewebes führen kann
- Meersalz-Bäder
- Thermowickel (Körperwickel mit Frischhaltefolie) bringen Fettzellen angeblich zum Schmelzen
- Körperwickel mit Bandagen entschlacken und straffen das Gewebe
- Da Cellulite tiefe Hautstrukturen betrifft, kann durch Cremes, Salben und andere kosmetische Behandlungen kein Erfolg erzielt werden. Eine gewisse Wirkung ist nur auf das Einmassieren zurückzuführen. Bei der Fettabsaugung (Liposuktion) wird zwar Körperfett entfernt, die typischen Hautdellen können jedoch bestehen bleiben oder entwickeln sich später erneut.
- Gewichtsabnahme und Muskeltraining können den Zustand bessern.
- Trinken Sie täglich ein Gläschen ungezuckerten Zitronensaft, mit Wasser verdünnt.
- Nützlich ist auch der frische Wurzelsaft der Quecke: ½-1 Schnapsgläschen täglich trinken.
- Mischen Sie einen Kräutertee aus 5 g Hopfenblättern, 10 g Faulbaumrinde, je 15 g Eschenblättern, Sauerampfer und Spargelwurzeln. Zwei Esslöffel mit ½ Liter Wasser aufkochen, 15 Minuten bei schwacher Hitze ziehen lassen, abseihen. Täglich drei Tassen davon trinken.
- Kochen Sie einen Brei aus 50 g Bockshornkleesamen und wenig Wasser und bestreichen Sie damit die betroffenen Stellen. Alle zwei Tage wiederholen.
- Oder versuchen Sie Einreibungen mit Ligusteröl: 80 g getrocknete Blüten vier Wochen lang in ½Liter Speiseöl an der Sonne ziehen lassen, filtrieren.

Ekzem

- Als das Ekzem wird eine nicht ansteckende Entzündung der Haut, also eine Dermatitis (bzw. Epidermodermitis), bezeichnet, welche klinisch durch folgende Symptome gekennzeichnet ist: Juckreiz, Erythem, Papel, Seropapel, Bläschen, Schuppung, Krustenbildung. Das Ekzem ist einer der häufigsten Beratungsanlässe in einer allgemeinmedizinischen Praxis.
- Die Begriffe „Ekzem" und „Dermatitis" werden häufig synonym verwendet, „Dermatitis" wird jedoch breiter definiert, so dass es sich damit bei einem „Ekzem" präziser um eine „Dermatitis ekzematosa" handelt. Beide werden mit anderen Worten als Intoleranzreaktionen der Haut aufgefasst.
- Der Hautarzt rückt den meisten mit Knötchen- und Bläschenbildung verbundenen juckenden Hautausschlägen im Allgemeinen mit entzündungshemmenden Salben zu Leibe. Welche Ursache dem Ekzem zugrunde liegt, sollte in jedem Fall ärztlich geklärt werden.
- Ein Tee aus 15 g Blättern und Kraut des wilden Stiefmütterchens (mit ½ Liter kochendem Wasser übergießen, 10 Minuten ziehen lassen, abseihen) wird wie bei Akne auch in diesem Fall zur Blutreinigung empfohlen: 1 Tasse zu den Hauptmahlzeiten, außerdem Kompressen mit dem Tee tränken und auflegen.
- Auch eine Mischung aus 20 g Pfefferminz-, je 25 g Wermut- und Salbeiblättern kann Teegrundlage sein (1 Esslöffel mit 1/4 Liter kochendem Wasser überbrühen, abseihen).
- Betupfen Sie die befallenen Stellen täglich zweimal mit einer Abkochung von 25 g Heidelbeeren in 1/, Liter Wasser (10 Minuten kochen lassen, abseihen).
- Für Umschläge übergießen Sie 100 g Lupinensamen und 10 g Minzenblätter mit ½ Liter kochendem Wasser. Die Mischung soll eine halbe Stunde schwach kochen und wird dann durchgeseiht. Umschläge regelmäßig erneuern.

Furunkel

- Als Furunkel bezeichnet man eine eitrige Entzündung des gesamten Haarfollikels. Furunkel treten häufig bei Abwehrschwäche, Diabetes mellitus und Akne auf. Symptome: sehr schmerzhafter, geröteter und geschwollener Knoten, bevorzugt in Gesicht und Nacken, mitunter Lymphknotenschwellung und Fieber. Nach einigen Tagen öffnet sich der Knoten oft spontan, und es quillt eingeschmolzenes Gewebe nach außen.
- Drücken Sie ein Furunkel, in dessen Mittelpunkt immer ein entzündeter, vereiterter Haarbalg steht, niemals aus.
- Ein altes Hausmittel: Kochen Sie eine größere Zwiebel und legen Sie sie auf. Mit einem Tuch festbinden.
- Auch ein Breiumschlag aus Bockshornkleespitzen (50 g in wenig Wasser kochen) beschleunigt die Reifung.
- Auch Heilerde (aus der Apotheke, nach Vorschrift verwenden) kann den Reifungsprozess beschleunigen.
- Mischen Sie einen Tee, der die Abwehrkräfte des Körpers stärkt, aus je 25 g Borretschblättern, Bittersüßspitzen, Blutweiderichblättern und Sauerampferwurzeln. 3 Esslöffel davon mit ½ Liter kochendem Wasser übergießen, 15 Minuten ziehen lassen und abseihen. Morgens, mittags und abends je ein Glas trinken.

Gürtelrose

- Herpes zoster. Streifenförmige, streng halbseitige Entzündung der Haut durch das Varizellen-Zoster-Virus, welches auch die Windpocken (Varizellen) hervorruft. Sind die Windpocken abgeheilt, kann sich das Virus über Jahrzehnte in den Nervenzellen des Rückenmarks verstecken. Bei Abwehrschwäche und gehäuft im Alter vermehrt es sich plötzlich wieder und breitet sich gürtelförmig entlang eines Hautnervs aus. Auch das Gesicht kann betroffen sein, häufiger befällt es aber den Brustkorb. Symptome: anfangs Jucken und Hautrötung, später treten unter zunehmenden Schmerzen Blasen und eventuell größere Wunden auf. Nach 2–3 Wochen heilt die Gürtelrose ab, eher selten hinterlässt sie Narben. Behandlung: Salben und schmerzlindernde Medikamente.

Herpes symplex

- Unter Herpes versteht man umgangssprachlich eine Gruppe von Virusinfektionen, deren Erreger zur Familie der Herpesviridae gehören. Der Ausdruck Herpes stammt aus dem Griechischen und bedeutet eigentlich nur „Kriechen".
- Die Übertragung erfolgt durch Schleimhautkontakt mit infizierten Personen, z.B. beim Küssen. Es dringt in Nervenzellen der Lippen (Herpes labialis) oder der Schamlippen und des Penis (Herpes genitalis) ein und kann sich dort lebenslang versteckt halten. Selten wird die Mundschleimhaut oder die Augenbindehaut betroffen. Bei Abwehrschwäche und Verletzungen bricht der Herpes simplex immer wieder aus. Es bilden sich dann gruppiert Bläschen, die langsam verkrusten und ohne Narben nach 8–10 Tagen abheilen.
- Moderne Medikamente bringen vorübergehend meist gute Ergebnisse. In Deutschland zur Behandlung zugelassen sind Stoffe wie Aciclovir, Ganciclovir, Brivudin, Valaciclovir, Penciclovir, Melissenextrakt und Zinksulfat, auch in Kombination mit Heparin. Cremes oder Salben mit diesen Wirkstoffen sind auch rezeptfrei erhältlich.
- Kinder, Schwangere und Personen mit schweren Verläufen und längerer Erkrankung sollten unbedingt einen Arzt aufsuchen.
- Die Volksheilkunde empfiehlt einen Tee aus 25 g Klettenwurzeln, 20 g Walnussblättern und 15 g Blättern des wilden Stiefmütterchens. Zwei Esslöffel davon mit ½ Liter Wasser aufkochen und 15 Minuten bei schwacher Hitze ziehen lassen. Morgens nüchtern eine Tasse trinken, den Tee zusätzlich für Umschläge verwenden.

- Waschen Sie die befallenen Hautstellen mit einer Abkochung (15 Minuten bei schwacher Hitze) von 15 g Lupinensamen, 15 g Walnussblättern und 10 g Wacholderbeeren in einem Liter Wasser.

Knötchenflechte

- Der Lichen ruber planus (Knötchenflechte) ist eine nicht ansteckende Hauterkrankung mit roten, juckenden, meist polygonalen, Knötchen (Papeln) an der Haut und weißen Streifen an Schleimhäuten.
- Zu behandeln ist diese Flechte unter Anleitung eines Arztes mit Kortisoncremes, Kortisontabletten, Tacrolimus (Protopic), Vitamin A-Abkömmlinge (Isotretinoin, Acitretin), Lichttherapie (PUVA).
- Die Hautveränderungen können entarten und zu Hautkrebs führen (Präkanzerose). Deshalb ist eine regelmäßige Vorsorgeuntersuchung beim Hautarzt notwendig.
- Der nicht ansteckende Hautausschlag setzt der fachärztlichen Behandlung oft großen Widerstand entgegen. Die folgenden Rezepte können unterstützend wirken.
- Mischen Sie 25 g Odermennigspitzen, 30 g Glaskrautblätter und 20 g Faulbaumrinde. 1 Esslöffel mit ¼ Liter Wasser aufkochen, 10 Minuten ziehen lassen. Täglich drei Tassen davon trinken.
- Kochen Sie 15 g Lupinensamen 30 Minuten lang mit ½ Liter Wasser, nehmen Sie den Topf von der Brennstelle und fügen Sie 15 g Minzenblätter hinzu. 15 Minuten ziehen lassen, dann abseihen. Kompressen damit tränken und auf die betroffenen Hautstellen legen.

Nesselsucht

- Die Nesselsucht (Urtikaria) ist ein sehr häufig in Erscheinung tretendes Reaktionsmuster der Haut, das durch Quaddeln gekennzeichnet ist und durch verschiedenste innere und äußere Reize ausgelöst werden kann. Allergien oder Unverträglichkeiten gegen Nahrungsmittel und Medikamente, physikalische Reize der Haut durch Wärme, Kälte, Licht, Druck oder Wasser, als auch psychischer Stress können Auslöser einer Urtikaria sein. Es gibt aber auch den Typ der chronischen Urtikaria, deren Auslöser meist nicht sicher bestimmt werden kann. Diese Form der idiopathischen Urtikaria tritt oft unvermittelt auf und dauert in der Regel ein bis drei Jahre.

- Oft verschwinden die Quaddeln ganz von allein, meist ebenso schnell wie sie aufgetreten sind. Dann ist keinerlei Behandlung notwendig.

- Zeigen sich jedoch Anzeichen von chronischer Nesselsucht, das heißt die Symptome bleiben mehr als 4–6 Wochen erhalten, kann der Arzt Antihistaminika oder Cortison verabreichen. Einige Antihistaminika sind auch frei in der Apotheke erhältlich. Jedoch bewirkt diese Behandlung lediglich ein Unterdrücken der Symptome. Bei andauernder chronischer Nesselsucht kann die Suche nach den Auslösern unter Umständen einen mehrtägigen Krankenhausaufenthalt notwendig machen.

- Zeigen Antihistaminika und Cortison jedoch kaum symptomlindernde Wirkung, kann von einer psychosomatischen Ursache ausgegangen werden. Hier ist rapider Stressabbau und evtl. eine Psychotherapie ratsam.

- Andere Maßnahmen können sich nur unterstützend auswirken. Kochen Sie 15 g Brennnesselblätter mit ½Liter Wasser 15 Minuten lang. Abseihen und täglich drei Tassen davon schluckweise trinken.

- Bewährt hat sich auch ein Kräutertee aus Brennnessel, Salbei, Käsepappel, Gartenraute und Weidenrinde zu gleichen Teilen. 1 Esslöffel mit ¼ Liter kaltem Wasser aufsetzen, 5 Minuten kochen, 10 Minuten ziehen lassen und abseihen. Schluckweise trinken.

- Linderung bringen Waschungen der Haut mit leichtem Essigwasser oder Salzwasser (in diesem Fall: 1 Teelöffel auf einen Liter Wasser).

- Auch eine Einreibung mit Johanniskraulöl wird als angenehm empfunden.

Schuppenflechte

- Die Schuppenflechte oder die Psoriasis ist eine Hautkrankheit, die sich nach außen hin im Wesentlichen durch einige stark schuppende, punktförmige bis handtellergroße Hautstellen (häufig an den Knien, Ellenbogen und der Kopfhaut) zeigt. Die Schuppenflechte ist eine nicht-ansteckende Autoimmunkrankheit und kann neben der Haut auch Gelenke (5–20 %) und Finger-/Zehennägel befallen.
- Die bisherigen Behandlungsmethoden versprechen nur eine Linderung, aber keineswegs eine Heilung.
- Selbst in den erscheinungsfreien Zeiten ist eine kontinuierliche und intensive Pflege der Haut mit rückfettenden Produkten (Cremeseifen, Bade-, Duschöle) notwendig, wobei im Sommer bevorzugt feuchtigkeitsspendende Produkte zum Einsatz kommen.
- Da es sich um eine chronische Entzündung handelt, sind Mittel mit entzündungshemmender Tendenz von Vorteil, manchmal helfen schon simple Feuchtigkeitscremes oder -lotionen mit z. B. Aloe Vera oder Kamille. Da häufig auf Duftstoffe eine negative Reaktion erfolgt, ist bei der Suche nach den richtigen Produkten Geduld und persönliche Erfahrung gefordert.
- Prinzipiell lässt sich jedoch sagen, dass es aufgrund der bisherigen Forschungsergebnisse kein universell anwendbares Heilmittel gibt. Die Schwere und Hartnäckigkeit der Psoriasis ist bei jedem Menschen sehr unterschiedlich ausgeprägt, manche Betroffene reagieren sehr gut auf bestimmte Pflege- oder Arzneimittel, andere wiederum können ihr Krankheitsbild bereits durch eine Ernährungsumstellung oder durch eine aktive Stressbewältigung deutlich beeinflussen.
- Sonne und Meerwasser (vor allem in stark salzhaltigen Meeren) beeinflussen den Krankheitsverlauf günstig.
- Erfolgversprechend zur Unterstützung der Heilung ist ein Tee aus wilden Stiefmütterchen: 20 g Blüten mit 112 Liter Wasser aufkochen, 10 Minuten ziehen lassen. Täglich drei Tassen, drei Wochen lang.

- Als Teemischung ist zu empfehlen eine Kräuterzusammenstellung aus je 20 g Quecken- und Klettenwurzeln sowie 20 g Süßholz und 35 g Sandsegge. 2–3 Esslöffel davon 15 Minuten in ½ Liter Wasser kochen und durchseihen. Morgens nüchtern und abends je eine Tasse trinken, mindestens 4 Wochen lang.
- Zerstoßen Sie Tomatenblätter und legen Sie sie auf die befallenen Stellen.
- Tränken Sie eine Kompresse mit einem Myrtenaufguss (15 g mit ½ Liter kochendem Wasser überbrühen, 15 Minuten ziehen lassen und abseihen).

Warzen

- Warzen (lat. Verrucae) sind häufige, unter Umständen sehr ansteckende, kleine, scharf begrenzte, in der Regel gutartige Epithel-Geschwülste der Haut (Epidermis). Meistens sind sie leicht erhaben oder flach. Die Infektion erfolgt per Kontaktinfektion beziehungsweise Schmierinfektion über kleinste Verletzungen der Haut und der Schleimhäute. Dort infizieren sie nur die oberste Schicht der Hautzellen und vermehren sich in deren Zellkernen. Vom Zeitpunkt der Ansteckung bis zur Bildung der Warzen können Wochen bis Monate vergehen.
- Gerade bei Warzen sind Hausmittel sehr beliebt. Bei manchen Warzen soll es helfen, wenn man die betreffende Stelle mit einer Scheibe von einer Knoblauchzehe (täglich wechseln) etwa eine Woche lang (je nach Größe der Warze) luftdicht (mit Wundschnellverband o.ä.) verbindet. Die Knoblauchscheibe sollte allerdings nur die Warze bedecken und mit möglichst wenig gesunder Haut in Berührung kommen. Vor allem frischer, saftiger Knoblauch kann bei längerem Kontakt mit gesunder Haut zu allmählichen Verätzungen führen.
- Ebenso soll eine Behandlung mit Teebaumöl wirksam sein.
- Wenn Sie jemanden kennen, der Warzen „besprechen“ kann, riskieren Sie einen Versuch. Manchmal hilft es – die Ärzte können auch nicht sagen warum.

Verbrennung und Verbrühung

- Eine Verbrennung (Combustio, Brandverletzung, Verbrennungstrauma) ist in der Medizin eine Schädigung durch übermäßige Hitzeeinwirkung. Diese können durch heiße Flüssigkeiten (Verbrühung), Dämpfe oder Gase, Flammeneinwirkung und Explosionen, starke Sonneneinstrahlung (Sonnenbrand), elektrischen Strom oder Reibung entstehen. Bei der Verbrennung werden primär Haut und Schleimhaut geschädigt. Davon abzugrenzen ist die Kälteverbrennung, eine Sonderform der Erfrierung die lokal mit der Verbrennung vergleichbare Schäden verursacht.
- Die Verbrennung sollte unmittelbar (maximal 5 Minuten) nach Entfernen der Hitzequelle gekühlt werden, um die Schmerzen des Betroffenen zu lindern und ein Ausbreiten des betroffenen Areals durch heiße Gewebeteile zu vermeiden.
- Zur Kühlung kleinflächiger Verbrennungen verwendet man kühles, nicht jedoch kaltes Leitungswasser (~ 20 °C).
- Das Kühlen mit Eis birgt das Risiko, Erfrierungen zu verursachen und ist daher nicht ratsam.
- Auch sollte man nur keimarmes Wasser (ideal: Leitungswasser) verwenden, um Infektionen vorzubeugen.
- Verbrannte Kleidung oder sonstige auf der Haut sich eingebrannte Gegenstände werden in Fachkliniken entfernt und sollten bis dahin am Betroffenen verbleiben.
- Sollte der Betroffene bewusstlos werden, gelten die Basismaßnahmen der Ersten Hilfe (Stabile Seitenlage, Wiederbelebung). Die Brandwunde sollte nach dem Kühlen (ebenfalls höchstens 5 Minuten) mit einer sterilen, nicht flusenden Wundauflage (im Idealfall einem Verbandtuch) abgedeckt und dem Arzt vorgestellt werden.
- Auf die Brandwunde dürfen weder Öl noch Mehl oder andere Hausmittel aufgebracht werden.

Fußpilz

- Fußpilz kann die Zehennägel, die Zehenzwischenräume oder die Fußsohle betreffen. Erreger sind Fadenpilze (Dermatophyten). Ansteckungsgefahr geht von Sanitäranlagen (z.B. Fußmatten in Badeanstalten) oder von Nagetieren (Meerschweinchen, Hamster) aus.
- Symptome: weißliche Beläge auf dünn gewordener, wie gekocht aussehender Haut. Diese kann sich auch ablösen und kleine Wunden und eingerissene Stellen (Rhagaden) hinterlassen. Die Nägel werden von den vorderen Ecken aus befallen, der Pilz kriecht unter den Nagel und hinterlässt eine weißlich-krümelige Masse.
- Vorbeugend können Sie dem weitverbreiteten Leiden begegnen durch tägliches Fußbad und Sockenwechsel, leichte und luftige Schuhe.
- Zehenzwischenräume beim Abtrocknen besonders sorgfältig entfeuchten.
- Bei Fußpilzbefall unbedingt zum Arzt – Sie werden den hartnäckigen Pilz sonst nicht los. Er behandelt mit Salbe, Tabletten und Sprays.
- Unterstützend können Sie die Füße jeden Abend in einer Schachtelhalm-Abkochung baden. Nicht abtrocknen, anschließend mit frischen Baumwollsocken zu Bett gehen. Erst am Morgen lauwarm nachspülen.
- Wenn die Krankheitszeichen verschwunden sind, muss damit der Pilz noch nicht ausgerottet sein. Sie müssen Behandlung und Vorbeugung längere Zeit durchhalten. Vor einer Wiederansteckung sind Sie nie gefeit.

Hühnerauge

- Clavus. Deutliche Verdickung der Hornschicht mit glatter Oberfläche und einem in die Tiefe reichenden zentralen Sporn. Es entsteht durch übermäßigen Druck (z.B. durch nicht passende Schuhe) an den Füßen. Bevorzugte Stellen: Fußballen, über den Zehengelenken.

- Die Selbstbehandlung kann mit salicylsäurehaltigen Lösungen oder Pflastern erfolgen. Des Weiteren bieten Podologen hierfür ihre Dienste an. Sehr tiefsitzende Hühneraugen lassen sich operativ entfernen.
- Baden Sie den betroffenen Fuß in heißem Seifen- oder Boraxwasser (davon 2–3 Esslöffel auf drei Liter Wasser). Das aufgeweichte Hühnerauge können Sie dann ausheben. Niemals einem Hühnerauge mit Messer oder Rasierklinge zu Leibe rücken!
- Aufweichend wirkt auch eine halbierte, in Essig gelegte Steckzwiebel. Vor dem Schlafengehen auflegen und mit einer Binde befestigen.
- Tränken Sie einen kleinen Leinenlappen mit Zitronensaft und legen Sie diese Kompresse auf das Hühnerauge. Mit einer Binde befestigen.
- Legen Sie frische Ringelblumenblätter auf.

Nagelentzündung

- Nagelbett oder -falz können eitrig entzündet sein. Nur bei oberflächlichen Entzündungen zur Selbsthilfe greifen – sonst ist der Arzt zu konsultieren.
- Kochen Sie 100 g blühende Sprossspitzen von Bockshornklee in sehr wenig Wasser breiig. Den Brei auf Verbandmull streichen, mehrmals täglich auflegen.
- Auch ein Zwiebel- oder Porreebrei wird zur Linderung der Schmerzen und Heilung der Entzündung empfohlen.
- Im Anfangsstadium sind heiße Kamillen- oder Seifenwasserbäder anzuraten.

Frostbeulen

- Unter Frostbeulen (Perniones) versteht man juckende bis schmerzhafte Schwellungen unter der Haut, die durch wiederholte Einwirkung von Kälte und Feuchtigkeit entstehen.
- Wie bei Erfrierungen sind häufig wenig durchblutete Körperpartien wie Zehen, Ohren und Finger betroffen.
- Frostbeulen verheilen in der Regel ohne Behandlung innerhalb von drei Wochen. In dieser Zeit sollte man die betroffenen Partien warm halten, nicht kratzen und gegebenenfalls vorhandenen Juckreiz mit einer entsprechenden Salbe behandeln.
- Gute Wirkung zeigen Wechselbäder, Wärmebehandlung und Massagen (auf Verordnung des Arztes).
- Baden Sie die befallenen Stellen in einer Abkochung aus Eichenrinde, Walnussblättern, Weißtannenschößlingen (je 50 g) oder Holunderblüten (30 g). Die angegebenen Mengen 20 Minuten in einem Liter Wasser kochen, abseihen. Badezeit: 20–30 Minuten.
- Lindernd und heilend wirkt ein Kastanienumschlag: 150 g Rosskastanien eine halbe Stunde in wenig Wasser kochen, schälen und zu Brei zerdrücken. Die Frostbeulen mit dem abgekühlten Brei bestreichen und verbinden.
- Bestreichen Sie die Frostbeulen mit einem Balsam aus 1 g Jodtinktur, 8 g Schwefeläther und 25 g Kollodium.
- Baden Sie die erfrorenen Glieder ein- bis zweimal täglich je eine halbe Stunde in heißem Kartoffelkochwasser.
- Eine Zwiebel ganz fein reiben, den Brei auf die Frostbeulen streichen, verbinden und über Nacht drauflassen.

Schweißbildung

- Als Hyperhidrose, „Schweiß", wird eine übermäßige Schweißproduktion bezeichnet, die generalisiert oder lokal auftreten kann. Das Gegenteil ist eine Anhidrose.
- Es gibt eine Vielzahl von Behandlungsmöglichkeiten, um übermäßiges Schwitzen zu reduzieren. Das Grundprinzip aller ist entweder das Deaktivieren der Schweißdrüsen oder das Verstopfen der Schweißkanäle.
- Allgemein schweißhemmend wirkt ein Tee aus Salbei- und Ysopblättern und Walnussrinde zu gleichen Teilen. 1 Esslöffel davon mit ½ Liter kochendem Wasser aufgießen, 12 Minuten kochen und abseihen. Zwei Stunden vor dem Schlafengehen eine Tasse trinken.
- Auch einem Tee aus je 10 g Hängebirken- und Stieleichenblättern wird eine gute Wirkung nachgesagt: Kräuter mit ½ Liter kochendem Wasser übergießen, 10 Minuten ziehen lassen und abseihen. Morgens und vor dem Schlafengehen eine Tasse davon trinken.

Schwitzende Hände

- Innerlich ist bei übermäßig starkem Schwitzen der Hände Salbeitee zu empfehlen: 2 Teelöffel auf ¼ Liter kochendes Wasser, 10 Minuten ziehen lassen und abseihen. Täglich drei Tassen, 2–3 Monate lang.
- Waschen Sie die Hände mit einer Mischung aus drei Teilen Wasser und einem Teil Essig. Anschließend gut abtrocknen.
- Für ein heißes Bad der Hände eine Handvoll Wermutblätter mit ½ Liter kochendem Wasser überbrühen, 15 Minuten ziehen lassen und durchseihen. Morgens und abends wiederholen.
- Reiben Sie die Hände wiederholt mit einer Mischung aus 5 Teelöffeln Zitronensaft und 1 Teelöffel Alkohol ein.

- Auch Franzbranntwein-Einreibungen versprechen Erfolg.
- Zu Omas Zeiten zog man nachts Baumwollhandschuhe an, in die Salizylpuder gestreut wurde.

Achselschweiß

- Waschen Sie die Achselhöhlen regelmäßig mit einer Abkochung von 20 g Thymian, 30 g Walnussblättern und 40 g Eichenrinde. 10 Minuten in einem Liter Wasser kochen, abseihen und abkühlen lassen.
- Oder überbrühen Sie je 50 g Eichenblätter und Zinnkraut mit einem Liter Wasser. 10 Minuten ziehen lassen und abseihen. Achselhöhlen damit waschen.
- Zu Omas Zeiten wusch man schwitzende Achselhöhlen mit Kampferseife oder verdünnter Salizylsäure. Danach trockenreiben.

Schweißfüße

- Salbei- oder auch Holundertee (1 Esslöffel mit ½ Liter kochendem Wasser überbrühen, abseihen) haben als Dauerkur (täglich 2 Tassen, mindestens 4 Wochen lang) einen guten Ruf.
- Baden Sie die Füße regelmäßig in Eichenrinden-Absud. Dazu 200 g Eichenrinde in ½ Liter Wasser abkochen, in das Fußbad einlaufen lassen.
- Reiben Sie die Fußsohlen mit zehnprozentigem Formalinspiritus (aus der Apotheke) ein oder setzen Sie die Lösung dem Fußbadewasser zu.
- Laufen Sie barfuß, wenn Sie Gelegenheit dazu haben, und wechseln Sie die Strümpfe täglich.

Lebenssaft und Körpermotor

*Sie können selbst eine Menge unternehmen,
um dem Herzen die Arbeit zu erleichtern und Ihre Blutgefäße
bis ins hohe Alter funktionsfähig zu erhalten*

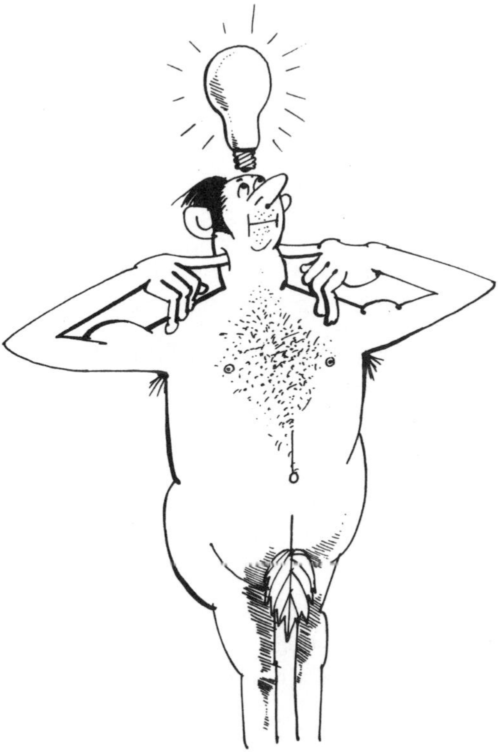

Blutarmut

- Bei einer Anämie ist die Sauerstoff-Transportkapazität des Blutes vermindert. Infolgedessen kann es in ausgeprägten Fällen zu einer Minderversorgung des Körpers mit Sauerstoff (Hypoxie) kommen.
- Blutarmut kann unterschiedliche Ursachen haben und muss auf jeden Fall ärztlich behandelt werden. Hausmittel, nach Abstimmung mit dem Arzt angewandt, können unterstützend wirken.
- Essen Sie „eisenhaltig“: Aprikosen, Pfirsiche, Pflaumen, Sauerkirschen, Äpfel, Trauben, Spinat, Sauerkraut, Leber (möglichst roh oder halbroh), Weizenkeime.
- Trinken Sie täglich ein Süßweinglas voll Rohsaft, z. B. von Mohrrüben, roten Beten, Spinat, Wegwarte, Brennnessel.
- Bereiten Sie im Frühjahr Salat aus jungen Löwenzahnblättern (ohne Stängel, mit Essig-Öl-Marinade oder Joghurt angerichtet).
- Trinken Sie nach jeder Mahlzeit eine Tasse Eberrautentee: 20 g mit ½ Liter kochendem Wasser überbrühen, 20 Minuten ziehen lassen, abgießen.
- Auch mit Meerrettich können Sie es versuchen: 10 g Wurzeln fein schneiden, mit ½ Liter Wasser zum Kochen bringen, über Nacht abgekühlt ziehen lassen, dann abseihen. Vor- und nachmittags je eine Tasse davon.
- Mischen Sie zu gleichen Teilen Arnika-, Ringelblumen- und Johanniskrautblüten, Eisenkraut, Ackerschachtelhalm, Brunnenkresse und Eichenrinde. 1 Esslöffel mit ¼ Liter kaltem Wasser ansetzen, aufkochen und 10 Minuten ziehen lassen. Mit Honig gesüßt tagsüber trinken.
- Beliebt ist auch Melissenwein: Bringen Sie 15 g Blüten und Blätter mit einer Flasche Weißwein zum Kochen. Nach dem Erkalten abseihen. Vor jeder Hauptmahlzeit ein Süßweinglas davon trinken.

Seitenstechen

- Eine plötzliche, meist rasch vorübergehende Zusammenziehung der Milz ist die Ursache des Seitenstechens (Milzstechens), das sich mit Schmerzen im Milzbereich nach schnellem Laufen oder Herumtoben meldet, manchmal auch mit Übelkeit und Schweißausbrüchen.
- Machen Sie Pause und legen Sie sich ein paar Minuten mit angezogenen Beinen hin.
- Ein sanftes Massieren der Milzgegend kann die Beschwerden schneller zum Verschwinden bringen.
- Bei Kindern genügt es meist, sie zu entlasten und abzulenken – etwa mit einem weniger anstrengenden Spiel oder einem Buch.

Blutdruck niedrig (Hypotonie)

- Als Hypotonie oder auch Hypotension (aus dem Griechischen) wird in der Medizin eine Spannung oder ein Druck unterhalb der Norm bezeichnet.
- Zu niedriger Blutdruck, der sich meist mit Müdigkeit, Antriebsschwäche und morgens auftretendem meldet, ist im Allgemeinen lästig, aber nicht krankhaft.
- Kräftigen Sie in diesem Fall Ihren Körper mit Ausdauersport.
- Eine Tasse schwarzer Tee sorgt für leichte Blutdruckanhebung.
- Nützlich ist eine regelmäßig morgens durchgeführte Trockenmassage mit Bürste oder Massageschwamm. Anschließend 15-30 Sekunden kalt duschen.
- Überbrühen Sie 10 g Besenginster mit ½ Liter kochendem Wasser. Lassen Sie den Absud 15 Minuten ziehen und seihen Sie ihn ab. Davon nehmen Sie fünfmal täglich zwei Esslöffel ein.
- Hilfreich ist auch ein Tee aus 10 g Koriander, je 20 g Hirtentäschel, Blutwurz und Melisse sowie 30 g Walnussblättern. 2 Esslöffel davon mit ½ Liter ko-

chendem Wasser überbrühen, 10 Minuten ziehen lassen und abseihen. Einige Wochen lang nach jeder Mahlzeit eine Tasse von diesem Tee trinken.

- Steigen Sie tagsüber (nicht abends) in ein Rosmarin-Vollbad: 50 g Blätter mit ½ Liter kochendem Wasser übergießen, 15 Minuten ziehen lassen, durchseihen und die Flüssigkeit ins Badewasser geben.

Blutdruck erhöht (Hypertonie)

- Die Arterielle Hypertonie, oft verkürzt auch Hypertonie, Hypertonus oder Hypertension oder im täglichen Sprachgebrauch Bluthochdruck genannt, ist ein Krankheitsbild, bei dem der Blutdruck chronisch erhöht ist. Folgeschäden wie die koronare Herzkrankheit und Schlaganfall stellen eine Hauptursache in den Industrieländern dar. Altersabhängig sind 10-30 % der Bevölkerung davon betroffen.
- Faktoren, die nachgewiesenerweise den Blutdruck und das kardiovaskuläre Risiko senken können, sind: Gewichtsreduktion, Verminderung des Alkoholkonsums, körperliche Bewegung/Sport, gesunde Ernährung (Obst, Gemüse, wenig Fett)
- Schränken Sie beim Essen Ihren Salzverbrauch auf ein Minimum ein und meiden Sie auch alle stark gesalzenen Fertigprodukte (z. B. Würste, Schinken, bestimmte Käsesorten, Würzsoßen).
- Richten Sie sich auf ein stressarmes Leben ein und achten Sie auf Risiko-Indikatoren, wie sie auch für Herzinfarktgefährdete gelten.
- Lassen Sie Ihre Blutdruckwerte regelmäßig überprüfen.
- Verzichten Sie auf Tabak und Kaffee.
- Ergänzende Maßnahmen aus der Naturheilkunde müssen Sie mit Ihrem Arzt absprechen.
- Unterstützen Sie die Behandlung durch einen blutdruckregulierenden Tee: Je 20 g Sauerampferwurzeln, Weißdorn- und Ginsterblüten, 30 g Mistelästе sowie 40 g Erdrauch mischen. 2 Esslöffel davon mit ½ Liter kochendem

Wasser überbrühen, 15 Minuten ziehen lassen und abseihen. Dreimal täglich zwischen den Mahlzeiten eine Tasse von diesem Tee trinken.

- Ein anderes Teerezept: Je 10 g Johanniskraut und Schafgarbe, je 15 g Mistel und Hirtentäschel mischen. 2 Teelöffel davon mit ½ Liter kochendem Wasser aufbrühen, nochmals kurz aufkochen und 20 Minuten ziehen lassen. Täglich zwei Tassen zwischen den Mahlzeiten.

Arteriosklerose

- Unter Arteriosklerose (auch Atherosklerose, umgangssprachlich auch Arterienverkalkung) versteht man eine Systemerkrankung der Schlagadern (Arterien), die zu Ablagerungen von Blutfetten, Thromben, Bindegewebe und in geringeren Mengen auch Kalk in den Gefäßwänden führt. Wörtlich übersetzt heißt Arteriosklerose bindegewebige Verhärtung der Schlagadern.
- Falls Sie noch zu den Rauchern gehören: Stellen Sie das Rauchen endgültig ein, wenn bei Ihnen eine Arteriosklerose festgestellt wurde.
- Treiben Sie regelmäßig Ausdauersport und ernähren Sie sich kalorienarm.
- Essen Sie reichlich Knoblauch – roh und frisch oder als Extrakt: 3 Knoblauchzwiebeln zerstampfen, mit ½ Liter Schnaps (Weinbrand, Grappa, Korn, Gin usw.) übergießen, eine Woche ziehen lassen und durchseihen. Vor den beiden Hauptmahlzeiten je 15 Tropfen einnehmen.
- Machen Sie eine Wacholderkur: Am ersten Tag vier Beeren, am zweiten fünf Beeren kauen – und so fort, bis zu 15 Beeren. Dann wieder rückwärts bis zu vier Beeren. Die Beeren nur auskauen, die Hülle ausspucken.
- Halten Sie sich an Sauerkrautsaft: Morgens nüchtern ½ Tasse voll trinken. Oder 2 Esslöffel rohes Sauerkraut essen.
- Trinken Sie Artischockentee: 15 g Blätter mit ½ Liter Wasser 10 Minuten kochen, abseihen und täglich zwei Tassen davon einnehmen.

- Als Teemischung hat sich bewährt: je 1 Teil Baldrianwurzel und Schachtelhalm, je 4 Teile Mistel und Weißdorn. 1 Esslöffel davon über Nacht mit einer Tasse kaltem Wasser ansetzen. Tagsüber schluckweise trinken.
- Sie können es auch mit einer Mischung aus Weißdorn, Lavendelblüten, Gartenraute, Mistel, Labkraut, Rosmarin, Melisse, Goldrute, Wacholderbeeren, Birkenblättern und Tausendgüldenkraut (zu gleichen Teilen) versuchen. Einen Esslöffel davon mit ¼ Liter kaltem Wasser ansetzen, einmal aufkochen und abseihen. Tagsüber schluckweise trinken.
- Essen Sie viel frische Ananas.

Angina pectoris

- Angina pectoris: lat., anfallartiger heftiger Schmerz in der Herzgegend, häufig mit Ausstrahlung in den linken Arm oder in den Bauch. Der Schmerz ist oft verbunden mit einem Vernichtungsgefühl und Angst. Auslösende Momente sind Stresssituationen, körperliche Anstrengungen oder opulente Mahlzeiten.
- Diese Herzschmerzen verlangen stets nach ärztlicher Behandlung. Hausmittel können unterstützend wirken. Stimmen Sie sie aber mit Ihrem Arzt ab!
- Verzichten Sie auf Tabak und Kaffee.
- Versuchen Sie, Ihr Leben stressarm zu ordnen, lassen Sie sich mehr Zeit für die Arbeit als bisher.
- Überbrühen Sie 10 g Weißdornblüten mit ½ Liter kochendem Wasser. 10 Minuten ziehen lassen, abseihen und täglich drei Tassen davon trinken.
- Als Teemischung hat sich bewährt: 5 g Arnikablüten, je 10 g Gartenraute und Melissenblüten, je 15 g Baldrianwurzel und Rosmarinblätter. 1 Esslöffel mit ¼ Liter kochendem
- Wasser überbrühen, 10 Minuten ziehen lassen und abseihen. Je ½ Tasse vor- und nachmittags.

Krampfadern

- Varizen. Schlauch- oder knotenförmig erweiterte Venen. Sie finden sich in verschiedenen Organen. Die Ösophagusvarizen und bedingt die Hämorrhoiden entstehen durch einen zu hohen Blutdruck in den Venen. Betroffen sind vorwiegend die oberflächlichen Venen der Beine.
- Vorbeugend und lindernd wirkt der Einsatz von Kompressions- oder Stützstrümpfen sowie medikamentöse Behandlung.
- Aus der Naturheilkunde sind beispielsweise kalte Wasser-Güsse nach Kneipp, verschiedene Salben, Tees und Umschläge bekannt.
- Die Blutegelbehandlung hilft nicht gegen die Krampfadern, kann aber zum Auflösen von vorhandenen Blutgerinseln in einer oberflächlichen Vene wirksam eingesetzt werden.
- Als Tee, von dem Sie täglich zwei Tassen trinken sollten, wird bei Krampfadern ein Schafgarbenaufguss empfohlen: 15 g blühende Sprossspitzen mit ½ Liter kochendem Wasser übergießen, 10 Minuten ziehen lassen und abseihen.
- Auch eine Mischung (zu gleichen Teilen) aus Ringelblumen, Mistel, Arnika- und Königskerzenblüten, Aloe, Schafgarbe und Johanniskraut hat sich bewährt. Wie oben anwenden.
- Baden Sie die schmerzenden Beine in einem Löwenzahnabsud: 40 g Löwenzahnblätter fünf Minuten mit einem Liter Wasser kochen, erkalten lassen und abseihen.
- Mischen Sie 80 g Hamamelistinktur mit 20 g Johanniskrautöl und reiben Sie die Beine damit ein, und zwar stets von unten nach oben.
- Kochen Sie 100 g Zinnkraut in einem Liter Wasser auf. Lassen Sie die Mischung 15 Minuten ziehen und seihen Sie sie dann ab. Nach dem Abkühlen Leinentücher damit tränken und um die schmerzenden Beine legen.

Venenentzündung

- Der möglichen Komplikationen wegen (z. B. Emboliegefahr) sollten Sie sich so früh wie möglich beim Arzt melden.
- Unterstützend können Sie Haseltee trinken: 10 g Blätter fünf Minuten mit ½ Liter Wasser kochen, 10 Minuten ziehen lassen und abseihen. Tagsüber schluckweise trinken.
- Stellen Sie das betroffene Bein ruhig und verzichten Sie unbedingt auf Massageversuche – das kann die Beschwerden nur verschlimmern.

Nervöses Herzklopfen

- Wie jede andere Herz-Unregelmäßigkeit gehört auch das Herzklopfen in ärztliche Behandlung. Sie können lediglich etwas zur Beruhigung tun.
- Geben Sie 10-20 Tropfen Baldriantinktur in eine normale Tasse Kräuter- oder schwarzen Tee.
- Oder kochen Sie 1 Teelöffel Fenchelkörner in ½ Liter Wasser. Nach 10 Minuten abseihen. In ½ Tasse davon 20 Tropfen Baldriantinktur geben.
- Herzberuhigend wirkt auch eine Teemischung aus 20 g Rautenblättern, je 30 g Melissenblättern, Andornblättern und -blüten sowie Minzenblättern. 1 Esslöffel mit ¼ Liter kochendem Wasser übergießen, 10 Minuten ziehen lassen. Zweimal täglich eine Tasse trinken.
- Allgemein bei nervösen Herzbeschwerden hilft eine Teemischung aus je einem Teil Arnikablüten und Borretschkraut mit Blüten, zwei Teilen Rautenblättern sowie je drei Teilen Wiesenbibernellwurzeln und Melissenblättern. 1 Esslöffel davon mit ½ Liter kochendem Wasser aufbrühen, 10 Minuten ziehen lassen und abseihen. Tagsüber schluckweise zwei Tassen trinken.

Herzschwäche

- Als Herzinsuffizienz wird das Unvermögen des Herzens bezeichnet, die vom Körper benötigte Blutmenge bedarfsgerecht zu befördern.

- Wie für alle Herzbeschwerden gilt auch in diesem Fall: Nichts ohne Konsultation des Arztes unternehmen. In leichteren Fällen wirken die folgenden Vorschläge unterstützend.
- Trinken Sie abwechselnd jeweils vier Tage lang eine halbe Stunde vor dem Schlafengehen einen der beiden folgenden Tees: 1. Arnikablüten, Rosmarin, Weißdornblüten und Vogelmiere zu gleichen Teilen; 2. Baldrianwurzel, Melisse, Nelkenwurz und Lindenblüten, ebenfalls zu gleichen Teilen. Für beide Tees gilt: 1 Esslöffel davon mit ½ Liter kochendem Wasser überbrühen, 15 Minuten ziehen lassen und abseihen.
- Probieren Sie es mit Weißdornlikör: 100 g Weißdornbeeren und 2 Stängel Melisse acht Tage lang zugedeckt in ¾ Liter Weinbrand, Gin, Korn oder einem anderen „Klaren“ ziehen lassen. Dann abseihen, mit 250 g Zucker in eine Flasche füllen und unter gelegentlichem Umschütteln ein paar Tage ziehen lassen, bis sich der Zucker gelöst hat. Täglich ein Likörglas davon trinken.
- Lassen Sie je 10 g Weißdornblüten und Bitterorangenrinde sowie 30 g Salbeiblätter 14 Tage lang in ¾ Liter Malaga, Marsala, Portwein oder Sherry ziehen. Abseihen und zweimal täglich ein Dessertweinglas davon trinken.

Herzinfarkt-Risiko

- Neun Risiko-Indikatoren können die Herzkranzgefäße übel nehmen und möglicherweise mit einem Herzinfarkt beantworten – vor allem, wenn mehrere Belastungen zusammentreffen.
- Rauchen beschleunigt den Herzschlag und verengt die Adern, auch die des Herzens.
- Hoher Blutdruck schädigt die Arterien.
- Ein zu hoher Blutfettspiegel, etwa bei Übergewicht, fördert die Ausbildung einer Arteriosklerose.
- Vernachlässigte chronische Entzündungen können die Gesundheit der Herzkranzgefäße gefährden.

- Zuckerkranke, die sich nicht behandeln lassen oder die Therapievorschriften des Arztes nicht befolgen, sind dreimal stärker infarktgefährdet als andere Patienten.
- Auch Gichtkranke belasten ihr Herz zusätzlich, sofern ihr Harnsäurespiegel nicht unter Kontrolle gehalten wird.
- Die Antibabypille kann bei Frauen über dreißig, die außerdem durch andere Risiko-Indikatoren belastet sind (z. B. durch Rauchen), die Infarktgefahr erhöhen.
- Bewegungsmangel ist gleichbedeutend mit einer Vernachlässigung des Herzens und seiner Gefäße.
- Wer unter Stress leidet, hat meist auch mit erhöhtem Blutdruck zu tun, der die Herzkranzgefäße schädigt.

Verhalten nach dem Herzinfarkt

- Gehen Sie regelmäßig spazieren und treiben Sie leichten Sport.
- Schalten Sie tagsüber öfter Ruhepausen ein und schlafen Sie nachts sieben bis acht Stunden.
- Denken Sie darüber nach, was Sie belastet hat, und verringern Sie die Zahl Ihrer Verpflichtungen.
- Bauen Sie Ihr Übergewicht ab. Lassen Sie sich von Ihrem Arzt eine Diät zusammenstellen.
- Geben Sie unbedingt das Rauchen auf.
- Meiden Sie in den ersten Monaten anstrengende Autofahrten und Flugreisen.
- Nehmen Sie weiterhin die Mittel, die Ihnen Ihr Hausarzt in Zusammenwirkung mit der Klinik verschreibt.

Mund und Nase, Rachen und Zähne

Der Eingangsbereich für Atemluft und Nahrung ist durch Krankheitskeime besonders gefährdet. Lesen Sie hier nach, wie Sie sich im Falle eines Falles verhalten sollten

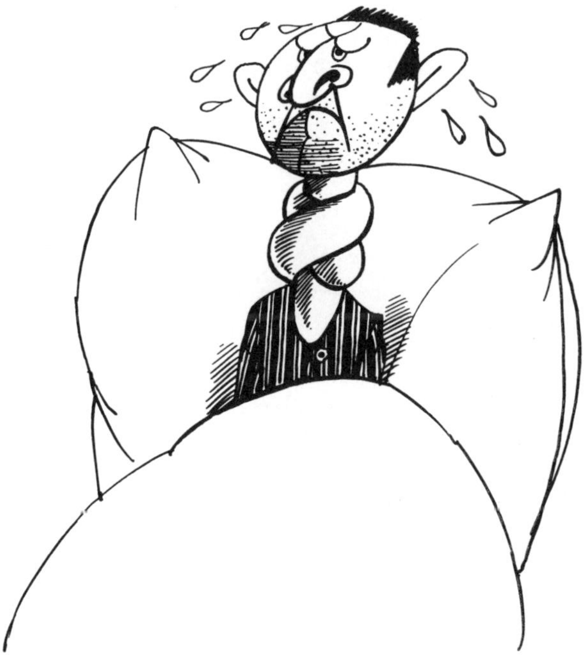

Mundgeruch

- Er lässt sich wirksam nur bekämpfen, wenn die Ursache ermittelt wurde. Mundgeruch ist oft auf Erkrankungen der Atmungs- oder Verdauungsorgane, der Schleimhäute oder der Zähne zurückzuführen. Die unterstützenden Maßnahmen bekämpfen im Allgemeinen nur die Symptome.
- Mundhygiene (Zahnbürste, Zahnseide, Zungenschaber). Die Hauptmenge der „Geruchsbakterien" sitzt auf dem Zungenrücken. Nach dem Frühstück und nach dem Mittagessen Zähne putzen.
- Kauen Sie Blätter von Pfefferminze oder Melisse. Oder kauen Sie Wacholderbeeren, ohne sie zu schlucken.
- Spülen Sie den Mund mit einem Myrtenabsud: 10 g mit ½ Liter Wasser aufsetzen, 5 Minuten kochen, abseihen.
- Auch ein Thymiantee (15 g auf ½ Liter Wasser, 5 Minuten kochen) eignet sich für Spülungen.
- Übergießen Sie je 10 g Thymian- und Salbeiblätter sowie 15 g Anissamen mit einer zum Kochen gebrachten Mischung aus ¼ Liter Wasser und ¼ Liter Weißwein. Filtrieren. Schluckweise tagsüber trinken, jeden Schluck zuerst etwas im Mund behalten.
- Lassen Sie 2 g Safran, 3 g Nelkenpulver, 5 g zerdrückte Wacholderbeeren und 10 g Eukalyptusblätter eine Woche lang in ¼ Liter siebzigprozentigem Alkohol ziehen. Filtrieren, nach jeder Mahlzeit 20 Tropfen der Mixtur auf Zucker einnehmen.

Mundschleimhautentzündung

- Gurgeln Sie vier- bis fünfmal täglich mit Salbeitee: 1 Esslöffel mit einem halben Liter kochendem Wasser überbrühen, abkühlen lassen und abseihen.
- Auch eine Mischung aus 15 g Thymian sowie je 20 g Salbei und Rosmarin ist zum Gurgeln geeignet. 2 Esslöffel der Mischung mit ½ Liter kochendem Wasser überbrühen, abseihen.

- Trinken Sie mehrmals täglich Zitronenwasser.
- Kauen Sie hin und wieder frische Blätter von Gartenkresse, Pfefferminze oder Löffelkraut.
- Betupfen Sie die wunden Stellen mit Hilfe eines Wattestäbchens mit frischem Oreganosaft.

Mundbläschen

- Eine Aphthe (sprich: Afte) ist eine schmerzhaft entzündete Stelle der Schleimhaut des Zahnfleischs, der Mundhöhle oder der Zunge und in Einzelfällen auch anderer Schleimhäute, z. B. im Genitalbereich.
- Gegen die bläschenförmigen kleinen Schleimhautgeschwüre im Mundbereich helfen einige pflanzliche Zubereitungen.
- Spülen Sie den Mund mehrmals täglich mit einer Mischung aus 2 Teilen Rosenwasser und 1 Teil Zitronensaft.
- Betupfen Sie die Bläschen mit Hilfe eines Wattestäbchens mit Myrrhentinktur.
- Kauen Sie frische Heidelbeeren.
- Gurgeln Sie mit einem Schachtelhalmabsud: 10 g getrocknete Pflanzen 30 Minuten in ½ Liter Wasser kochen, 10 Minuten ziehen lassen und abseihen.
- Auch ein Ligusterabsud ist zum Gurgeln geeignet: 10 g getrocknete Blätter und Blüten 10 Minuten in ½ Liter Wasser kochen und nach dem Abkühlen abseihen.

Nasenbluten

- Epistaxis, venöse Blutung im Bereich der Nasenscheidewand. Nasenbluten tritt bevorzugt bei Kindern aus ungeklärter Ursache auf. Bei Erwachsenen bestehen oft andere Krankheiten (z.B. Hypertonie, Gerinnungsstörungen).

- Sofortmaßnahmen: Der sitzende (!) Patient beugt den Kopf nach vorne, damit das Blut nach vorne aus der Nase fließen kann. Wird der Kopf nach hinten gebeugt, wird das Blut verschluckt und es kann das Ausmaß der Blutung nicht beurteilt werden.
- Die Kühlung des Nackens mit einer kalten Kompresse oder einem Eisbeutel verschafft eventuell eine Besserung.
- Ein altes Hausrezept schlägt eine Abkochung aus je 200 g Tormentillwurzel und Eichenrinde in ¼ Liter Wasser vor. Erkalten lassen, abseihen und in die Nasenlöcher träufeln.
- Nasenlöcher nicht mit Watte oder dergleichen ausstopfen (tamponieren) – das bleibt dem Arzt vorbehalten.
- Bei hartnäckigem Nasenbluten, das sich durch Hausmittel nicht beeinflussen lässt, sollten Sie unbedingt den Arzt verständigen. Das gilt auch, wenn sich Nasenbluten bei Ihnen sehr häufig einstellt.

Schnupfen

- Als Rhinitis, Nasenkatarrh, Schnupfen oder Koryza (griech. für „Erkältung") wird eine akute oder chronische Entzündung der Nasenschleimhaut durch infektiöse, allergische und pseudoallergische Mechanismen bezeichnet. Am häufigsten tritt sie im Rahmen einer banalen Erkältung auf.
- Gegen Schnupfen gibt es bisher kein ursächlich wirkendes Medikament. Auch Naturheilmittel können die Nasenschleimhauterkrankung nur lindern, nicht abkürzen.
- Trinken Sie heißes Zitronenwasser mit Honig.
- Reiben Sie die Nase inwendig mit Lanolin oder Glyzerin ein – vor allem abends vor dem Schlafengehen.
- Oder ziehen Sie Salzwasser (1 Teelöffel auf ½ Liter Wasser) durch die Nase hoch. Es geht auch mit Arnikawasser (20 Tropfen Arnikatinktur auf ein Glas Wasser) oder Zitronensaft.

- Zur Schleimhautabschwellung trägt auch das Aufziehen folgender Mixtur in die Nase bei: Je 15 g Lindenblüten und Pfefferminzblätter, 30 g Kamillenblüten und 50 g Salbeiblätter mischen. 1 gehäuften Esslöffel davon mit ½ Liter kochendem Wasser übergießen, bei schwacher Hitze zur Hälfte einkochen.
- Inhalieren Sie Eukalyptusdämpfe: 2-3 Tropfen Eukalyptusöl in einen Topf mit 1 Liter kochendem Wasser geben. Den Dampf fünf Minuten lang durch die Nase einatmen.
- Seien Sie vorsichtig mit Nasentropfen oder -sprays. Sie sorgen nur für kurze Zeit für Abschwellung. Bei längerem Gebrauch wirken sie gegenteilig: Die Schleimhäute schwellen wieder an.
- Nehmen Sie ein Fußbad, trinken Sie gleichzeitig ein paar Tassen Lindenblütentee und legen Sie sich ins Bett.

Stinknase

- Der chronischen Nasenschleimhautentzündung, wissenschaftlich Ozäna und im Volksmund Stinknase genannt, kann man mit Nasenspülungen beikommen.
- Verwenden Sie Zinnkrauttee für die Spülungen: 2 Esslöffel Zinnkraut (Ackerschachtelhalm) mit ¼ Liter Wasser ansetzen und 10 Minuten kochen, abseihen und lauwarm verwenden.
- Für Nasenspülungen eignet sich auch eine Mischung aus je 10 g Rauten- und Minzenblättern sowie 20 g Eukalyptusblättern. Mit ½ Liter kochendem Wasser übergießen, durchseihen und abkühlen lassen.

Heuschnupfen

- An dieser Erkrankung der Nasenschleimhäute leidet, wer gegen Blütenstaub (Pollen) von Gräsern und Bäumen allergisch ist. Heuschnupfen, vor allem im Frühjahr und Frühsommer auftretend, muss ärztlich behandelt werden.

- Die Behandlung von Heuschnupfen steht auf drei Säulen, der Karenz (Meidung des Allergens), der Pharmakotherapie und der spezifischen Immuntherapie. Dabei scheint es von Vorteil zu sein, möglichst früh in das Erkrankungsgeschehen einzugreifen, weil dadurch Neusensibilisierungen vermieden werden und die Entstehung von Asthma verhindert werden kann. Zwar ist die allergische Rhinitis eine chronische Erkrankung, aber ihr Verlauf kann unter einer adäquaten Therapie gestoppt und oft sogar geheilt werden.
- Essen Sie viel Obst und andere vitaminreiche Kost, außerdem reichlich Nüsse, Haselnüsse und Mandeln.
- Kochen Sie je 10 g Eukalyptusblätter und Mistelzweige sowie 15 g Olivenblätter mit ½ Liter Wasser auf, lassen sie 10 Minuten ziehen und seihen sie ab. Drei Tassen täglich zwischen den Mahlzeiten.
- Eine andere Mischung besteht aus Kornblumen, Ringelblumen, Gamander, Lungenkraut, Schlüsselblumenblüten, Huflattichblüten und Brunnenkresse zu gleichen Teilen. 1 Esslöffel davon mit ¼ Liter kaltem Wasser aufkochen, 15 Minuten ziehen lassen. Tagsüber schluckweise trinken – zur Vorbeugung schon ab März.
- Für Inhalationen träufeln Sie 2–3 Tropfen Eukalyptusöl und 2 Tropfen Jodtinktur in einen Liter kochendes Wasser. Die Dämpfe durch die Nase einatmen.
- Lindernd wirken Kopfdampfbäder mit je einem Teelöffel Fichtennadeln, Kamille und Schafgarbe auf einen Liter kochendes Wasser.

Erkältung

- Bei harmlosen Erkältungen einschließlich des »grippalen Infekts« können Sie sich, vor allem bei Kindern, selbst helfen. In ernsteren Fällen, etwa bei einer Virusgrippe mit hohem Fieber und anderen Krankheitszeichen, muss unbedingt der Arzt zu Rate gezogen werden.
- Vorbeugend wirken Abhärtungsmaßnahmen wie Wechselbäder oder -duschen, Aufenthalt an frischer Luft, Schlafen in einem kühlen, gut durchlüfteten Zimmer.

- Erleichternd wirkt ein Kopfdampfbad mit Heublumen: 1 Handvoll mit einem Liter Wasser aufkochen, etwas ziehen lassen, den Dampf einatmen. Statt Heublumen können Sie auch Kamillenblüten verwenden.
- Für eine Schwitzkur eignet sich Borretschtee: 2 Esslöffel mit ½ Liter Wasser aufkochen, 15 Minuten ziehen lassen und abseihen. Den Tee so heiß wie möglich trinken.
- Andere Tees für Erkältungskrankheiten bereiten Sie aus Eukalyptusblättern, Silberdistelwurzeln, Ackerschachtelhalm, Kamille oder Pfefferminze.
- Als Teemischung verwenden Sie Eukalyptusblätter, Holunderblüten und Weidenrinde zu gleichen Teilen. 1-2 Esslöffel mit 1/5 Liter Wasser aufkochen, 15 Minuten ziehen lassen und abseihen. Halbstündlich einen Schluck trinken – so warm wie Sie es vertragen.
- Fiebersenkend wirkt ein Tee aus Rainfarnblüten. Kochen Sie einen Esslöffel davon in ½ Liter Milch auf, lassen Sie die Mischung etwas ziehen und seihen sie ab. Zweistündlich einen Esslöffel einnehmen.
- Reiben Sie die Brust mit Arnikatinktur oder Pfefferminzöl ein.

Fieber

- Erhöhung der Körpertemperatur. Diese hat normal 37,4 Grad Celsius (rektal gemessen). Fieber steigt häufig auf Werte zwischen 39 und 40 Grad C., aber nur selten über 41 Grad C. an.
- Fieber ist keine Krankheit, sondern ein Krankheitszeichen, also die Begleiterscheinung einer Krankheit. Deshalb sollte mit ärztlicher Hilfe zunächst herausgefunden werden, was ein ernster Temperaturanstieg bedeutet und wie er zu bekämpfen ist.
- Kalte Wadenwickel verhindern ein Ansteigen des Fiebers, besonders bei Kindern: Leinentuch in kaltes Wasser tauchen und um Waden oder ganzen Unterschenkel wickeln. Darüber ein Baumwolltuch und dann ein Wolltuch

wickeln. Nach spätestens 30 Minuten abnehmen. Der Wickel kann nach weiteren 30 Minuten erneuert werden.

- Lindenblütentee (1 Teelöffel auf ¼ Liter kochendes Wasser, 10 Minuten ziehen lassen) wirkt schweißtreibend und damit fiebersenkend. Geben Sie dem Patienten davon aber nicht mehr als drei Tassen täglich.
- Nach demselben Rezept können Sie es auch mit Beifuß, Borretsch (Gurkenkraut), Tausendgüldenkraut, Benediktenkraut, Eukalyptusblättern, Zwetschgenbaumblättern oder Fingerkraut versuchen.
- Einen speziellen Fiebertee können Sie aus Ringelblumen, Johanniskraut, Arnika, Holunderblüten, Pomeranzenblüten, Ritterklee und Hauswurz (zu gleichen Teilen) mischen. Davon einen bis zwei Teelöffel mit ¼ Liter kochendem Wasser überbrühen, 10 Minuten ziehen lassen, schluckweise verabreichen.
- Großmütter schwärmten für Silberweidenwein, bereitet aus 30 g getrockneter und zerkleinerter Rinde und ¾ Liter Rotwein. 10 Tage ziehen lassen, dann filtern. Täglich zwei kleine Gläser trinken.
- Kühlend wirken Limonaden aus Zitronen, Orangen und Beerenfrüchten, aber auch der Saft von rohen roten Beten.

Rachenentzündung

- Eine Rachenentzündung (auch Pharyngitis genannt) ist eine Entzündung der Rachenschleimhaut. Sie tritt als Begleiterscheinung von entzündlichen Prozessen im Hals-Rachenbereich in Erscheinung. Die mit ihr auftretenden Schluckbeschwerden sind sehr schmerzhaft und erschweren die Nahrungsaufnahme drastisch.
- Die Schwellung im Hals kann man durch Lutschen von handelsüblichen Halstabletten bekämpfen.
- Bewährt hat sich auch das Hausmittel, mit lauwarmem Salzwasser zu gurgeln.

- Ebenso hilfreich ist das Spülen des Rachenraumes mit einer mit Wasser verdünnten Wasserstoffperoxyd-Lösung. Derartige Lösungen sind in der Apotheke erhältlich. Nimmt man eine fertige Gurgellösung, bekommt man auch noch antiseptische Inhaltsstoffe (z. B. Alkohol).
- Die weit verbreitete Meinung, dass Eisessen die Heilung begünstigt, ist allerdings falsch, es vermindert die Durchblutung der entzündeten Bereiche und damit wird auch die körpereigene Abwehr in diesem Bereich geschwächt. Vielmehr empfiehlt es sich, warme Getränke zu trinken.
- Übergießen Sie je 20 g Eukalyptusblätter, Holunderblüten und Rosenblütenblätter sowie 30 g Brombeerblätter mit einem Liter kochendem Wasser. 10 Minuten ziehen lassen, abseihen und 100 g Bienenhonig hineinrühren. Trinken Sie davon drei Tassen täglich und verwenden Sie den Rest zum Gurgeln.
- Auch eine Kräutermischung aus Brennnesseln, Schafgarbe und Spitzwegerich zu gleichen Teilen ergibt einen wirkungsvollen Tee. 1 Esslöffel davon mit ¼ Liter Wasser 15 Minuten lang kochen, dann abseihen. Zwei- bis dreimal täglich eine Tasse möglichst heiß trinken.
- Übergießen Sie 20 g Edelkastanienblätter mit ½ Liter kochendem Wasser, lassen Sie den Tee 15 Minuten ziehen und seihen Sie ihn ab. Täglich viermal damit gurgeln.

Mandelentzündung

- Angina tonsillaris (lat., Mandelentzündung) ist eine eitrige Entzündung des lymphatischen Gewebes im Mund und Rachen, besonders im Bereich der Gaumenmandeln. Überwiegend wird die Angina tonsillaris durch Streptokokken hervorgerufen. Bevorzugt erkranken Kinder. Die Erkrankung ist ansteckend und kann durch Tröpfcheninfektion übertragen werden.
- Die mit Halsschmerzen und Fieber verbundene Infektion bedarf schon deshalb stets ärztlicher Behandlung, weil sonst spätere Komplikationen nicht auszuschließen sind.

- Lindernd wirkt Gurgeln mit Salbei- oder Kamillentee (jeweils 1 Esslöffel mit ¼ Liter kochendem Wasser überbrühen, abseihen).
- Auch ein Weißdornabsud ist als Gurgelmittel beliebt: 15 g Blüten mit ½ Liter kochendem Wasser übergießen, 10 Minuten ziehen lassen und abseihen.
- Kochen Sie 15 g Blätter von Walderdbeeren oder Himbeeren 8 Minuten lang in ½ Liter Wasser und trinken Sie nach dem Abseihen dreimal täglich eine Tasse davon. Sie können diesen Tee auch als Gurgelmittel verwenden.
- Machen Sie Halsumschläge: Baumwolltuch mit heißem Wasser tränken, ausdrücken und um den Hals legen. Darüber ein Wolltuch.
- Kochen Sie 2 Handvoll Leinsamen mit wenig Wasser zu dickem Brei und streichen Sie ihn auf einen Leinenlappen, der über dem Brei zusammengefaltet wird. Um den Hals legen und ein Wolltuch darüber binden. Bis zum Erkalten liegen lassen.

Nebenhöhlenentzündung

- Sinusitis. Akute oder häufiger chronische Entzündung der Schleimhaut der Nasennebenhöhlen. Betroffen ist beim Erwachsenen vorwiegend die Kieferhöhle. Die Erreger (Bakterien oder seltener Viren) dringen durch die Nase oder von einem infizierten Zahn in die Höhlen.
- Symptome: Kopf- und Gesichtsschmerzen, weißlicher oder gelblicher, oft einseitiger Nasenausfluss, Geruchsstörung, Abgeschlagenheit.
- Unterstützend zur ärztlichen Therapie können Sie Lindenblüten- oder Holundertee trinken.
- Auch eine Mischung zu gleichen Teilen aus Ringelblumen, Holunderblüten, Salbei, Schlüsselblumenblüten, Sonnentau, Blasentang, Brunnenkresse, Schafgarbe und Gold-rute wird empfohlen. Setzen Sie 1–2 Esslöffel davon mit ¼ Liter kaltem Wasser auf. Fünf Minuten kochen, dann 10 Minuten ziehen lassen. Tagsüber schluckweise trinken.
- Heiße Kompressen auf die Stirn können die Heilung fördern.

- Bringen Sie einen Liter Wasser zum Kochen und geben Sie 2–3 Tropfen Jodtinktur und 1 Teelöffel Meersalz hinein. Aufsteigende Dämpfe 5–10 Minuten einatmen.

Stirnhöhlenentzündung

- Sie können die ärztliche Behandlung unterstützen durch Kopfdampfbäder. Ein wirkungsvoller Zusatz: Je 30 g Minzenblätter und Thymian sowie 50 g Eukalyptusblätter mit ½ Liter Wasser aufkochen. Den Dampf durch die Nase einatmen.
- Mischen Sie 50 g Majoranpulver, 20 g Pulver aus Baldrianwurzeln, 100 g Bockshornkleepulver und 100 g Roggenmehl mit wenig Wasser und Essig (je zur Hälfte). Kochen Sie die Zutaten zu Brei, den Sie in ein Leinentuch wickeln und als Umschlag auf die Stirn legen.

Zahnschmerzen

- Das einzige wirkungsvolle Mittel gegen Zahnschmerzen ist der sofortige Gang zum Zahnarzt. Unsere Rezepte sind nur für den Notfall gedacht.
- Kauen Sie frische Blätter der wilden Malve oder der echten Katzenminze.
- Spülen Sie Mund und Zähne mit folgender Tinktur: Je 10 g Oregano, Rosmarin und Thymian 14 Tage lang in 1/2 Liter neunzigprozentigem Weingeist ziehen lassen, filtrieren und in verschlossener Flasche aufbewahren.
- Oder verwenden Sie für lauwarme Spülungen eine Mischung aus je 20 g Maulbeerbaum- und Salbeiblättern sowie 30 g Fingerkrautwurzeln. Einen Esslöffel davon 10 Minuten in ¼ Liter Wasser kochen, etwas ziehen lassen und abseihen.
- Träufeln Sie Nelkenöl oder neunzigprozentigen Weingeist auf etwas Watte und stecken Sie sie in den schmerzenden Zahn.

Zahnfleischentzündung

- Gingivitis (Zahnfleischentzündung) ist eine akute oder chronische Entzündung des Zahnfleischs (Gingiva), die mit Plaque (Zahnbelag) assoziiert ist.
- Wenden Sie die im Abschnitt »Mundschleimhautentzündung« vorgeschlagenen Mittel an.
- Entzündungshemmend wirken Spülungen mit einer Aufkochung aus Eichenrinde und Tormentillwurzel zu gleichen Teilen. 1 Esslöffel der Mischung mit ¼ Liter Wasser aufkochen, 10 Minuten ziehen lassen und abseihen.
- Kauen Sie kleine Stücke von Kalmuswurzel.
- Trinken Sie morgens vor dem Frühstück eine Tasse Spezialtee: je 20 g Walnussblätter und Seifenkrautwurzeln, je 50 g Klettenwurzeln und Sandseggenwurzeln mischen. 2 Esslöffel davon mit ½ Liter zum Kochen bringen, 10 Minuten ziehen lassen und abseihen.
- Massieren Sie das Zahnfleisch vor dem Schlafengehen mit Arnikatinktur.

Parodontose

- Die einzigen Vorbeugungsmaßnahmen bei Erkrankungen des Zahnhalteapparates: regelmäßige, ausdauernde Zahnpflege und rechtzeitiger Gang zum Zahnarzt.
- Achten Sie auf eine vitamin- und mineralstoffreiche Kost: frisches Obst und Gemüse, Milch, Quark und Käse.
- Essen Sie regelmäßig rohe Nahrungsmittel wie Mohrrüben und Äpfel, außerdem Vollkornbrot, damit die Zähne etwas zu beißen bekommen.

Atemluft und Lungenarbeit

Luft hält uns am Leben – ohne sie wäre es damit nach wenigen Minuten vorbei. Beachten Sie deshalb diese Tipps für den Umgang mit Atemwegen und Lunge

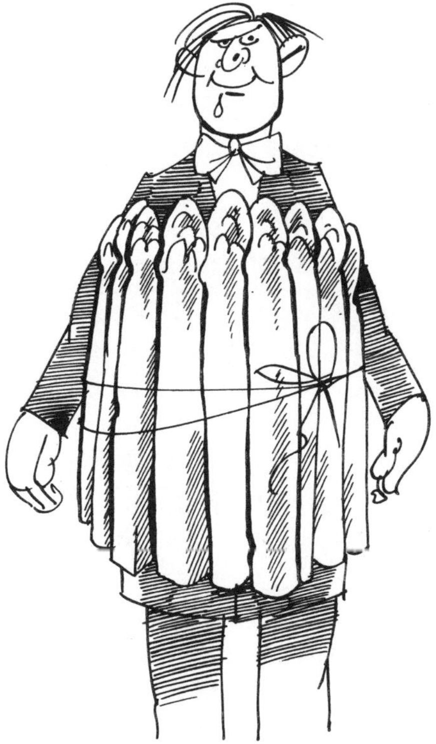

Auswurf

- Der Auswurf (Sputum) ist eine Absonderungen der Luftwege (Rachen, Luftröhre und Bronchien), die durch Räuspern und Abhusten vor allem morgens zutage gefördert werden.
- Der normale Auswurf (wenig und weißlich) besteht aus abgeschilferter Schleimhaut, Leukozyten, abgesondertem Schleim und Schmutzpartikeln.
- Eitriger, gelblich-grünlicher Auswurf ist meistens auf eine akute Bronchitis zurückzuführen.
- Bei rotbraunem Auswurf muss unbedingt auf Lungenentzündung, Tuberkulose oder Bronchialkarzinom untersucht werden.
- Vermehrter weißlich-schleimiger Auswurf kommt bei Keuchhusten und Asthma bronchiale vor.
- Bei jedem suspekten Auswurf ist eine mikroskopische Untersuchung auf Erreger und Tumorzellen zu empfehlen.

Heiserkeit

- Heiserkeit ist eine relativ häufig vorkommende Störung der menschlichen Stimme, die sich durch eine raue, unreine, belegte oder tonlose Stimme bemerkbar macht. Bei einer tonlosen Stimme spricht man von Aphonie.
- Salbeitee ist das geeignete Mittel bei vorübergehender Heiserkeit (wenn die Heiserkeit länger andauert, müssen Sie Ihren Hausarzt zu Rate ziehen): Einen Esslöffel Salbei mit ½ Liter Wasser zum Kochen bringen, 10 Minuten ziehen lassen und abseihen. Zweimal täglich eine Tasse trinken.
- Mit einer stärkeren Salbeiabkochung (2 Esslöffel auf ½ Liter Wasser) können Sie gurgeln. Fügen Sie der Mixtur noch je 1 Esslöffel Honig und Zitronensaft hinzu.

- Kochen Sie 250 g geschnittene Zwiebeln, 40 g Honig und 200 g Zucker mit einem halben Liter Wasser zu Sirup (das dauert etwa drei Stunden). Abseihen und in eine Flasche füllen, täglich 3–4 Esslöffel lauwarm einnehmen.
- Auch die vielseitige Arnikatinktur hilft gegen Heiserkeit: Geben Sie 10–12 Tropfen in ein Glas heißes Wasser und gurgeln Sie ausdauernd damit.
- Opernsänger, die häufig berufsbedingt unter Heiserkeit leiden, schwören auf dieses Rezept: 2 rohe Eier mit einem Weinbrand (2 cl) verquirlen und schluckweise trinken. Nach Belieben mit Zucker oder Honig süßen.

Kehlkopfkatarrh

- Im Allgemeinen tritt diese Erkältungskrankheit zusammen mit Heiserkeit auf – die unter diesem Stichwort gemachten Vorschläge gelten deshalb auch hier.
- Gurgeln Sie mit folgender Mischung: je 15 g Eibischwurzeln, Hirtentäschel und Salbei sowie 25 g Ysop mit ¾ Liter Rotwein aufkochen, 10 Minuten ziehen lassen und abseihen.
- Mischen Sie Sonnentau, Schlüsselblumen-, Huflattich- und Holunderblüten, Spitzwegerich, Salbei und Johanniskraut zu gleichen Teilen. 1 Esslöffel davon mit ¼ Liter Wasser aufkochen, 15 Minuten ziehen lassen und abseihen. Mit Honig gesüßt tagsüber schluckweise trinken.
- Machen Sie Hand- und Fuß-Wechselbäder: 15 Sekunden kalt, 45 Sekunden heiß – zehnmal wiederholen.
- Nehmen Sie regelmäßig Sirup aus Eibischwurzeln ein.

Husten

- Husten ist keine Krankheit, sondern ein Krankheitszeichen, das auf unterschiedliche Erkrankungen hinweisen kann. Wenn der Husten nicht innerhalb von drei Wochen abgeklungen ist, sollte deshalb eine ärztliche Untersuchung die Ursache klären.

- Zwiebeln zerschneiden und in etwas Zuckerwasser dämpfen, den Saft abseihen. Alle 2 Stunden einen Teelöffel davon einnehmen.
- Zitronensaft und Honig zu gleichen Teilen lindert den Hustenreiz.
- Kochen Sie Isländisches Moos und Kandiszucker zu Gelee. Teelöffelweise einnehmen, wenn nötig.
- 1 Esslöffel Fencheltee mit 150–200 g braunem Kandis und ½ Liter Wasser 5 Minuten kochen und durchsieben. Den Tee warm trinken.
- Probieren Sie es mit einem Tee aus Ehrenpreis und Tausendgüldenkraut zu gleichen Teilen, den Sie mit Honig süßen.
- Auch Tee aus Veilchen-, Erdbeer- oder Brombeerblättern wird lindernde Wirkung nachgesagt.
- Überbrühen Sie 50 g Veilchenblüten mit ½ Liter kochendem Wasser und lassen Sie die Mischung 24 Stunden ziehen. 175 g Zucker dazugeben, 20 Minuten bei schwacher Hitze kochen. Durchseihen, bei Husten mehrmals täglich einen Teelöffel davon einnehmen.
- Hustenbalsam können Sie sich selbst aus Thymian-, Eukalyptus-, Latschenkiefer- und Kampferöl (zu gleichen Teilen) mischen. Hals und Brust damit einreiben, mit einer Lage Verbandmull bedecken und eine Wolldecke darüber wickeln. Zwei Stunden damit ins Bett legen.

Keuchhusten

- Pertussis. Durch das Bakterium Bordetella pertussis hervorgerufene Infektionskrankheit. Es erkranken Säuglinge und Kleinkinder. Nach Tröpfcheninfektion kommt es innerhalb von 1–2 Wochen erst zum Schnupfen mit leichtem Fieber und dann zu immer häufigeren Hustenanfällen. Die besonders nachts auftretenden Hustenstöße sind gefolgt von einem jauchzenden Einatmen und oft auch von einem Erbrechen. Der Kopf wird rot, und durch den Druck im Bauch entstehen Nabel- oder Leistenbrüche. Bei geschwächten Säuglingen kann Lebensgefahr entstehen.

- Impfungen haben diese sehr ansteckende Kinderkrankheit stark zurückgedrängt. Wenn sie auftritt, ist sofort der Arzt zu verständigen. Hausmittel können nur eine unterstützende Rolle spielen.
- Lindernd wirken Einreibungen der Brust mit Eukalyptusöl. Stellen Sie außerdem eine Wasserschale ins Krankenzimmer, in die Sie ein paar Tropfen Eukalyptusöl geben.
- Übergießen Sie 30 g Eukalyptusblätter und 50 g Oreganoblätter und -blüten mit ½ Liter kochendem Wasser. Durchseihen und 250 g Zucker hineingeben, bei schwacher Hitze ziehen lassen, bis sich der Zucker gelöst hat. Je nach Alter drei bis fünf Teelöffel täglich eingeben.
- Mischen Sie 5 Teile Salbei, 8 Teile Anissamen, 10 Teile Schlüsselblumenblüten sowie je 15 Teile Eibischwurzel, Holunderblüten und Thymian. 1 Esslöffel davon drei Stunden lang in ¼ Liter kaltem Wasser ziehen lassen, dann aufkochen und nochmals 15 Minuten ziehen lassen, abseihen. Tagsüber Esslöffelweise einnehmen.
- Lassen Sie den Patienten Pfefferminz-, Salbei-, Basilikum- oder Veilchenwurzeltee trinken.
- Machen Sie heiße Vollmilchwickel um die Brust – täglich etwa eine Stunde lang.

Luftröhrenentzündung

- Eine Tracheitis (von Trachea und -itis) ist eine Entzündung der Luftröhre, die infektiös, allergisch oder chemisch irritativ bedingt sein kann.
- Die Entzündung der Luftröhre, oft mit einer Bronchitis verbunden, muss ärztlich behandelt werden. Vorschläge für unterstützende Maßnahmen:
- Trinken Sie Tee aus Efeu, Königskerze, Oregano oder Huflattich. Auch Schafgarbe und Lungenkraut sind geeignet.
- Hier eine Tee-Spezialmischung: Je 1 Teil Spitzwegerich, Seifenkrautwurzel und Fenchel mit je 2 Teilen Gänsefingerkraut und Quendel sowie 3 Teilen

Hohlzahn mischen. 1 Esslöffel davon mit ¼ Liter kochendem Wasser überbrühen, 10 Minuten ziehen lassen und abseihen. Tagsüber schluckweise trinken.

- Mixen Sie sich einen Anislikör, von dem Sie nach den Hauptmahlzeiten 1 Schnapsglas (2 cl) trinken sollten: 50 g gemahlenen Anis sechs Wochen lang in ¾ Liter Kornschnaps ziehen lassen, ½ Teelöffel gemahlenen Zimt und 250 g Zucker hinzufügen. Gelegentlich schütteln, nach Fertigstellung filtrieren.

Bronchitis

- Die Entzündung der Luftwege macht sich durch Reizhusten, Auswurf und ein brennendes Gefühl hinter dem Brustbein bemerkbar. Die meist durch Krankheitskeime ausgelöste akute Form verlangt ebenso wie die auf unterschiedliche Ursache zurückzuführende chronische Form stets ärztliche Behandlung. Hausmittel können dabei unterstützend wirken.
- Bewährte Mittel bei akuter Bronchitis sind Brustwickel mit Öl, Thymiantee, Quark oder Kartoffeln.
- Lindern Sie Ihre Beschwerden mit einem Senfwickel: 100 g Senfmehl in zwei Liter heißem Wasser verrühren. Ein Handtuch darin tränken, ausdrücken und auf die Brust legen. Mit einem zweiten Handtuch und einem Wolltuch einwickeln. Eine halbe Stunde ins Bett legen – dann ist der Wickel abgekühlt und wird abgenommen.
- Hüten Sie sich vorbeugend vor Staub, Zugluft, muffig-feuchten Wohn- und Schlafräumen, Erkältungen.
- Verzichten Sie vor allem auf das Rauchen.
- Atmen Sie nicht mit offenem Mund, sondern durch die Nase. Wählen Sie eine Schlaflage, bei der Sie nicht schnarchen (was stets mit offenem Mund geschieht).
- Betreiben Sie Atemgymnastik, härten Sie Ihren Körper ab (z. B. mit Wechselduschen, Trockenmassage, Einreibungen mit Franzbranntwein).

- Trinken Sie heiße Milch mit Honig. Oder kochen Sie eine geschnittene Zwiebel 15 Minuten lang in ¼ Liter Milch. Abseihen und vor dem Schlafengehen trinken.
- Übergießen Sie 10 g frische Efeublätter mit ½ Liter kochendem Wasser. 10 Minuten ziehen lassen, abseihen und zwei Tassen täglich davon trinken.
- Trinken Sie zur Abwechslung Tee aus Lavendel, Melisse, Isländisch Moos, Wegerich, Andorn, Lungenkraut oder Königskerze.
- Kochen Sie je 30 g Datteln, Rosinen und Eibischwurzeln sowie 50 g Trockenfeigen eine halbe Stunde lang in einem Liter Wasser. Abseihen und den Tee über den Tag verteilt trinken.
- Mischen Sie einen Tee aus Süßholzwurzel, Spitzwegerichblättern, Fenchelfrüchten, Huflattichblättern und Anissamen zu gleichen Teilen. 1 Esslöffel mit ¼ Liter Wasser aufkochen, abseihen. Dreimal täglich eine Tasse trinken – so heiß wie möglich und mit Honig oder Kandis gesüßt.
- Machen Sie regelmäßig Kamillendampfbäder: 100 g Kamille mit 2 Liter Wasser zum Kochen bringen. Atmen Sie den Kamillendampf durch die Nase ein (Handtuch über Kopf und Schüssel hängen).
- Eukalyptusblätter oder -öl sind als Dampfbadzusatz ausgezeichnet geeignet.

Bronchialasthma

- Das Asthma bronchiale ist eine chronische, entzündliche Erkrankung der Atemwege mit dauerhaft bestehender Überempfindlichkeit. Bei entsprechend veranlagten Personen führt die Entzündung zu anfallsweiser Luftnot infolge einer Verengung der Atemwege. Diese Atemwegsverengung wird durch vermehrte Sekretion von Schleim, Verkrampfung der Bronchialmuskulatur und Bildung von Ödemen der Bronchialschleimhaut verursacht, sie ist durch Behandlung rückbildungsfähig (reversibel).

- Bei einem Anfall, der länger als einige Minuten dauert, ist der Arzt zu verständigen. In der Zwischenzeit die Fenster öffnen, beengende Kleidung lockern, dem Kranken durch ruhiges und besonnenes Verhalten helfen.
- Bei einem leichten Anfall kann ein Kopfdampfbad helfen. 2 Esslöffel einer Mischung aus Pfefferminz- und Eukalyptusblättern (zu gleichen Teilen) in ½ Liter Wasser aufkochen, den Dampf einatmen.
- Auch heiße Fuß- oder Handbäder können einen Anfall lindern.
- Trinken Sie regelmäßig Tee aus Ehrenpreis, Haselwurz, Ysop, Lavendel, Königskerze, Lungenkraut, Huflattich, Veilchenblättern oder Eibisch.
- Einen speziellen Asthmatee können Sie sich aus Schafgarbe, Kamillenblüten, Eibisch, Huflattich und Anis zu gleichen Teilen mischen. Kochen Sie 2 Esslöffel davon in ½ Liter Milch auf. 20 Minuten ziehen lassen, durchseihen und täglich dreimal eine Tasse trinken, gesüßt mit Honig oder Kandiszucker.
- Empfohlen wird auch Melissenwein: 35 g Melisse drei Tage lang in ¾ Liter Weißwein ziehen lassen, filtrieren und täglich 1–2 Esslöffel davon einnehmen.
- Reiben Sie Brust und Rücken mit Eukalyptus- oder Latschenkiefernöl ein.

Bronchialerweiterung

- Die nicht mehr rückgängig zu machende Erweiterung der Bronchialäste ist meist die Folge einer chronischen Bronchitis. Sie muss intensiv ärztlich behandelt werden.
- Unterstützend muss der Patient nach Anweisung des Arztes Atemgymnastik betreiben.
- Schädlich sind Erkältungen, außerdem Staub und Rauch.
- Schleimlösende Tees können hilfreich wirken, vor allem aus Huflattich und Spitzwegerich.

- Auch die im Abschnitt »Bronchitis« vorgeschlagenen Tees kommen in Frage.
- Oder versuchen Sie es mit dieser Mischung: Je 1 Teil Schafgarbe, Stiefmütterchen und Alantwurzel, je 2 Teile Andorn und Huflattich, 3 Teile Bockshornkleesamen. 1 Esslöffel davon mit ½ Liter kochendem Wasser überbrühen, 10 Minuten ziehen lassen und abseihen. Morgens und abends trinken.

Lungenblähung

- Die Lungenblähung, das Emphysem, tritt oft als Spätfolge einer Bronchitis und in höherem Lebensalter auf. Sie muss ärztlich behandelt werden. Unterstützende Maßnahmen mit Hausmitteln sind möglich.
- Die Naturheilkunde empfiehlt vor allem reichlich Knoblauch. Kauen Sie frische Knoblauchzehen oder zerdrücken Sie sie und legen Sie sie zusammen mit gehackter Petersilie aufs Butterbrot.
- Für eine selbst hergestellte Knoblauchtinktur, von der Sie täglich 15–20 Tropfen einnehmen sollten, setzen Sie 100 g geschälte und zerkleinerte Knoblauchzehen 14 Tage lang in 1 Liter siebzigprozentigem Alkohol an. Das Schütteln zwischendurch nicht vergessen! Seihen Sie die Tinktur ab und fügen Sie 5 Tropfen Angelikawurzelöl zur Geschmacksverbesserung hinzu.
- Trinken Sie Tee aus Borretsch, Kapuzinerkresse, Salbei oder Weißtannenschößlingen.
- Mischen Sie 1 Teil Rautenblätter, je 2 Teile Thymian, Beinwellwurzeln und Odermennigblätter sowie 3 Teile Lungenkraut. 2 Esslöffel davon mit ½ Liter kochendem Wasser überbrühen, 10 Minuten lang ziehen lassen und abseihen. Täglich zwischen den Mahlzeiten je eine Tasse.
- Machen Sie täglich ein Kopfdampfbad: Je 20 g Tannenspitzen und Eukalyptusblätter sowie 30 g zerdrückte Wacholderbeeren mit 2 Liter Wasser aufkochen. Den Dampf fünf bis zehn Minuten lang durch die Nase einatmen.

Lungenentzündung

- Bei der Lungenentzündung oder Pneumonie handelt es sich um eine akute oder chronische Entzündung des Lungengewebes. Sie wird meist durch eine Infektion mit Bakterien, Viren oder Pilzen verursacht.
- Unterstützend zur ärztlichen Behandlung ist es bei dieser gefährlichen Erkrankung lediglich möglich, etwas zur Linderung des Hustenreizes zu tun. Die unter diesem Stichwort angegebenen Rezepte gelten deshalb auch hier.
- Mischen Sie zu gleichen Teilen Lungenkraut, Schlüsselblumen-, Huflattich- und Holunderblüten, Sonnentau, Ackerschachtelhalm und Isländisches Moos und kochen Sie einen Esslöffel davon mit ¼ Liter kaltem Wasser auf. 15 Minuten ziehen lassen, abseihen. Schluckweise und möglichst warm tagsüber trinken.

Lungentuberkulose

- Die Tuberkulose (kurz TBC, im engl. zu TB abgekürzt, früher auch als Schwindsucht oder Morbus Koch, umgangssprachlich als „die Motten" bezeichnet), ist eine bakterielle Infektionskrankheit, die am häufigsten die Lungen befällt.
- Die Behandlung dieser Krankheit ist Sache des Arztes. Sie können ihm aber mit unterstützenden Maßnahmen helfen.
- Mischen Sie einen schleimlösenden Tee aus 1 Teil Zinnkraut, je 2 Teilen Salbei, Huflattich und Isländischem Moos sowie 3 Teilen Wacholderbeeren. Einen Esslöffel davon mit ½ Liter kochendem Wasser übergießen, bei schwacher Hitze 20 Minuten ziehen lassen, abseihen. Viermal täglich eine Tasse davon trinken, jeweils etwas warme Milch dazugeben.
- Andere schleimlösende Tees können Sie aus Ackerschachtelhalm, Bockshornklee, Veilchenblättern oder Wollblumen bereiten.

Gehirn und Nerven, Augen und Ohren

Wer kühl denken, reizschwach leben, klar sehen und gut hören kann, hat mehr vom Leben: Ratschläge und Tipps für unsere Kommunikations- und Steuerungsorgane und deren Krankheiten

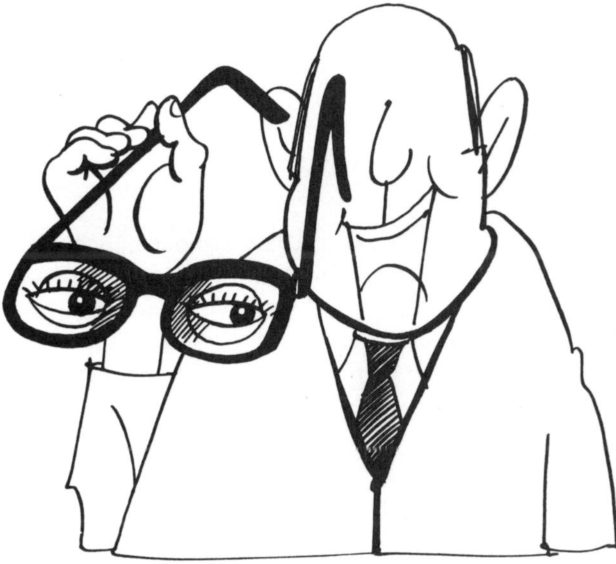

Kopfschmerzen

- Als Kopfschmerz werden Schmerzempfindungen im Bereich des Kopfes bezeichnet. Sie beruhen auf der Reizung von schmerzempfindlichen Kopforganen (Schädeldecke, Hirnhäute, Blutgefäße im Gehirn, Hirnnerven, oberste Spinalnerven) und können bei einigen Menschen bereits durch Tragen eines Pferdeschwanzes hervorgerufen werden. Die eigentliche Gehirnsubstanz (ein Teil des Zentralnervensystems (ZNS)) ist nicht schmerzempfindlich.
- Dutzende von Krankheiten verursachen Kopfschmerzen. Wer unter häufig wiederkehrenden oder langanhaltenden Kopfschmerzen leidet, sollte unbedingt seinen Arzt zu Rate ziehen.
- Längerdauernde „Selbstbehandlung“ mit Schmerztabletten kann sich gefährlich auswirken.
- Bei nervösen Kopfschmerzen, wie sie als Folge einer ungesunden Lebensweise (Stress, Alkohol- und Nikotinmissbrauch) oft auftreten, hat sich entkrampfender Melissentee bewährt: 1 Esslöffel Blätter mit ½ Liter Wasser aufkochen, 12 Minuten ziehen lassen und abseihen. Morgens und abends je eine Tasse trinken.
- Als Spezialtee gegen nervösen Kopfschmerz empfiehlt sich eine Mischung aus je 15 g Melisse, Wegerich und Baldrianwurzel, 5 g Enzian und 25 g Lindenblüten. 1 Esslöffel davon mit 1 Liter kochendem Wasser überbrühen, die Mischung etwa auf die Hälfte einkochen lassen und abseihen. Dreimal täglich eine Tasse trinken – nach Belieben gesüßt, aber stets kalt.
- Ein altes Hausmittel gegen harmlose Kopfschmerzen: Trinken Sie eine Tasse starken Kaffee mit einem Esslöffel Zitronensaft. Nicht zuckern, keine Milch hinzufügen!
- Reiben Sie die schmerzenden Stellen mit Majoran- oder Pfefferminzöl ein. (Darauf achten, dass von dem Öl nichts in die Augen gerät!)
- Schnupfen Sie fein zerriebene Basilikumblätter – ein altes Volksrezept aus Uromas Tagen.

- Wechselfußbäder können nervöse Kopfschmerzen vertreiben: abwechselnd kalt und heiß.
- Lösen Sie 2 Teelöffel Salz in ¼ Liter Kirschwasser. Bei Bedarf einen Teelöffel davon in ein Glas heißes Wasser geben, in kleinen Schlucken trinken.

Migräne

- Die Migräne ist eine neurologische Erkrankung, die durch einen anfallsartigen, pulsierenden und halbseitigen Kopfschmerz gekennzeichnet ist, der oft von zusätzlichen Symptomen wie Übelkeit, Erbrechen, Lichtempfindlichkeit (Photophobie) oder Geräuschempfindlichkeit (Phonophobie) begleitet wird. Bei manchen Patienten geht einem Migräneanfall eine Aura voraus, während deren häufig optische oder sensible Wahrnehmungsstörungen auftreten.
- Legen Sie sich bei einem Migräneanfall in einen abgedunkelten Raum. Augen schließen, kalte Kompressen auf Stirn und Augen legen.
- Hüten Sie sich vor Überanstrengung und Aufregungen. Bewegen Sie sich viel in frischer Luft.
- Machen Sie täglich Atemübungen. Arm- und Schenkelgüsse mit kaltem Wasser lindern die Beschwerden und beugen ihnen vor.
- Kochen Sie 20 g Frauenmantel 20 Minuten in ½ Liter Wasser. 10 Minuten ziehen lassen, abseihen. Bei einem Migräneanfall eine Tasse davon trinken und anschließend im abgedunkelten Raum ausruhen.
- Als Spezialtee hat sich eine Mischung aus Johanniskraut, Hopfen-, Lavendel- und Pomeranzenblüten, Melisse, Baldrian, Nelkenwurz, Angelikawurzel, Kamille und Basilikum zu gleichen Teilen bewährt. 1–2 Esslöffel davon mit ¼ Liter Wasser aufkochen, 10 Minuten ziehen lassen und abseihen. Diese Menge schluckweise tagsüber trinken – nicht nur bei einem Anfall, sondern auch vorbeugend.

- Überbrühen Sie 10 g Lavendel und 20 g Quendel mit ½ Liter kochendem Wasser. 10 Minuten ziehen lassen, durchseihen. Kompressen mit dem abgekühlten Tee tränken und bei Bedarf auf die Stirn legen.

Reisekrankheit

- Anzeichen der durch Richtungs- und Geschwindigkeitsänderungen im Auto, Flugzeug oder auf dem Schiff hervorgerufenen Reisekrankheit sind Blässe, Schwindelgefühl und Schweißausbrüche, meist gefolgt von Übelkeit und Erbrechen.
- Wer sich rechtzeitig ablenkt und nicht ständig an mögliche Beschwerden denkt, hat gute Chancen, die Reise ohne Schwierigkeiten zu überstehen. Kinder sollte man unterwegs durch Spiele ablenken. Lesen als Ablenkungsmittel hat sich nicht bewährt.
- Vorbeugende Medikamente wirken nur, wenn sie eine halbe Stunde vor Reiseantritt eingenommen werden. Sie machen müde – der Fahrer selbst darf sie nicht nehmen.
- Wenn Sie zu den Reiseempfindlichen gehören, sollten Sie es mit einer Abkochung von Isländischem Moos versuchen: 10 g mit ½ Liter Wasser aufsetzen, 30 Minuten kochen, durchseihen und abkühlen lassen. Ungezuckert trinken.

Schwindel

- Vertigo (die, femininum) ist der medizinische Fachausdruck für Schwindel. Unter Schwindel im medizinischen Sinne versteht man das subjektive Empfinden eines Drehgefühls oder Schwankens oder das Gefühl der drohenden Bewusstlosigkeit. Definiert wird Schwindel im medizinischen Sinne als wahrgenommene Scheinbewegung zwischen sich und der Umwelt. Man unterscheidet u. a. Dreh-, Schwank-, Lift-, Bewegungs- und unsystematischen Schwindel. Außerdem werden Symptome einer Kreislaufschwäche oft Schwindel genannt.

- Wenn Sie häufig unter Schwindelanfällen leiden, sollten Sie Ihren Hausarzt um Rat fragen.
- Trinken Sie Tee aus Tausendgüldenkraut, Pfefferminze oder Basilikum.
- Oder mischen Sie Johanniskraut, Arnika- und Weißdornblüten, Rosmarin und Mistel zu gleichen Teilen. 1 Esslöffel davon mit ¼ Liter kaltem Wasser aufsetzen, einmal aufkochen und 10 Minuten ziehen lassen. Schluckweise tagsüber trinken.
- Hilfreich sind auch Wechselbäder für Hände und Füße: 15 Sekunden kaltes, 45 Sekunden heißes Wasser. Fünf- bis zehnmal wiederholen.

Ohnmacht

- Eine Ohnmacht (Synkope) ist eine kurz anhaltende Bewusstseinsstörung, die durch einen vorübergehenden Sauerstoffmangel im Gehirn verursacht wird und in der Regel für den Betroffenen nicht lebensgefährlich ist. Dauert die Ohnmacht länger als eine Minute, so handelt es sich um eine Bewusstlosigkeit.
- Vorzeichen einer gewöhnlichen, nicht durch eine ernste Erkrankung ausgelösten Ohnmacht sind Blässe, Schweißausbruch, Übelkeit und Gähnen.
- Legen Sie einen Patienten, der ohnmächtig zu werden droht oder das Bewusstsein schon verloren hat, flach auf den Rücken. Beugen Sie seinen Kopf nach hinten und drehen Sie ihn zur Seite. Heben Sie seine Beine gestreckt um neunzig Grad an.
- Sorgen Sie für eine Lockerung beengender Kleider und für frische Luft.
- Rufen Sie einen Arzt, wenn der Ohnmächtige nach einer Minute noch nicht wieder aufgewacht ist.
- Reiben Sie die Schläfen des Ohnmächtigen mit Kölnisch Wasser ein.
- Lassen Sie den Erwachenden an Senföl oder Hoffmannstropfen riechen. Oder an kräftigem Essig.

- Bereiten Sie rechtzeitig ein eigenes Einreibe- und Riechmittel vor: Je 15 g Minzen- und Rosmarinblätter, Lavendelblüten und Zimtrinde mit ¼ Liter kochendem Weinessig übergießen, 20 Minuten ziehen lassen, abseihen und in eine Flasche füllen.

Gehirnerschütterung

- Krankheitszeichen sind Übelkeit und Erbrechen, in schweren Fällen Bewusstlosigkeit sowie eine Gedächtnislücke für die Unfallzeit.
- Sofort für ärztliche Hilfe sorgen. Den Patienten bis zum Eintreffen von Arzt oder Rettungsdienst flach lagern und zudecken.
- Der Arzt verordnet im allgemeinen Bettruhe von mindestens acht Tagen. Vorzeitiges Aufstehen, ebenso Tabak- und Alkoholkonsum, können Kopfschmerzen verursachen, die monate- oder sogar jahrelang anhalten.
- Ein Tee aus je 20 g Kamille, Thymian und Augentrost sowie 30 g Arnika kann die Genesung fördern: 1-2 Esslöffel der Mischung mit ½ Liter kochendem Wasser überbrühen, 10 Minuten ziehen lassen und abseihen. Alle 2 Stunden ½ Tasse trinken.

Schlaganfall

- Als Schlaganfall (auch Zerebraler Insult, apoplektischer Insult oder Gehirnschlag, in der medizinischen Umgangssprache häufig verkürzend auch Apoplex oder Insult), wird eine plötzlich auftretende Erkrankung des Gehirns bezeichnet, die zu einem anhaltenden Ausfall von Funktionen des Zentralen Nervensystems führt und durch kritische Störungen der Blutversorgung des Gehirns verursacht wird.
- Primär gilt es in der Ersten Hilfe, nach dem unverzüglichen Absetzen eines Notrufs den Patienten weiterhin zu betreuen, mit erhöhtem Oberkörper zu lagern und fortlaufend das Bewusstsein zu kontrollieren. Keine körperliche Belastung. Nichts trinken, nichts essen, da eine Aspirationsgefahr besteht.

Das bedeutet, dass das Gehirn evtl. den Schluckvorgang nicht mehr richtig steuern kann und so die Gefahr des Verschluckens besteht.

Müdigkeit und Erschöpfung

- Hände und Unterarme unter die Wasserleitung oder Dusche halten, dann die Haut trockenreiben. Auch ein kaltes Fußbad verspricht Erfrischung.
- Andere schwören auf Wechselreize: Heiß duschen (oder baden), dann kühl bis kalt nachbrausen.
- Entspannend wirkt auch ein Zuckertang-Vollbad: 250 g Zuckertang mit einem Liter Wasser aufkochen, abseihen und die Flüssigkeit in die Wanne einlaufen lassen.
- Eine Tasse schwarzer Tee kann Wunder wirken.
- Teemischung gegen Erschöpfungszustände: je einen Teil Angelika und Nelkenwurz mit zwei Tassen Kalmus und je drei Teilen Isländisch Moos und Melisse mischen. 1 Esslöffel davon mit ¼ Liter Wasser überbrühen, morgens und abends je eine Tasse trinken.
- Oder kochen Sie 40 g Schwarzdornfrüchte fünf Minuten lang in einem Liter Wasser. Abseihen und den Tee tassenweise über den Tag verteilt trinken.
- Lassen Sie 75 g getrocknete Salbeiblätter eine Woche lang in ¾ Liter Rotwein ziehen. Von dem gefilterten Wein trinken Sie je ein Gläschen nach den Hauptmahlzeiten.
- Auch eine Mischung aus Salbei- und Rosmarinblättern zeigt Wirkung.
- Als Kraftgetränk hat sich Rotwein (2 Gläser) bewährt, den Sie mit 2 Eigelb und 2 Teelöffeln Traubenzucker verquirlen. Über den Tag verteilt trinken.

Schlaflosigkeit

- Nehmen Sie 1 Teelöffel Baldriantinktur auf einem Stück Würfelzucker ein.

- Oder bereiten Sie Baldriantee: 1 Esslöffel Baldrianwurzeln morgens mit ¼ Liter lauwarmem Wasser ansetzen, tagsüber ziehen lassen, abseihen. Je eine Tasse nach dem Abendessen und vor dem Schlafengehen.
- Mischen Sie 20 g Orangenblätter mit je 30 g Basilikum- und Hundsrosenblättern. 1 Esslöffel davon mit ¼ Liter kochendem Wasser überbrühen, abseihen und heiß vor dem Schlafengehen trinken.
- Auch eine Kräutermischung aus Hopfen-, Pomeranzen-, Lavendel- und Schlehdornblüten sowie Johanniskraut zu gleichen Teilen bereitet den Körper auf erholsamen Schlaf vor. 1 Esslöffel davon mit ¼ Liter kochendem Wasser überbrühen, 10 Minuten ziehen lassen und abseihen. Mit Honig gesüßt abends trinken.
- Andere Teevorschläge: Weißdorn, Lorbeer, Melisse, Rosmarin, Winterlinde. Probieren Sie aus, was in Ihrem speziellen Fall am besten hilft.
- Ein heißes Fußbad oder ein Wechselbad der Füße kann das Einschlafen erleichtern.
- Oder bereiten Sie sich ein Kräuter-Vollbad mit einem konzentrierten Aufguss von Waldmeister, Weißdorn, Hornklee, Orangenblüten oder Passionsblumen.

Angstzustände

- Ein starkes Angstgefühl, oft verbunden mit Störungen von Körperfunktionen, kann Vorläufer einer Depression sein, die ärztlich behandelt werden muss.
- Beruhigend wirkt Weißdorntee: 25 g Weißdornblüten mit ½ Liter kochendem Wasser übergießen, 15 Minuten ziehen lassen und abseihen. Täglich drei Tassen davon trinken, die letzte vor dem Schlafengehen.
- Ähnliche Wirkung hat ein Majoranaufguss nach dem gleichen Rezept (25 g Blüten und Blätter auf ½ Liter Wasser).

- Oder lassen Sie 40 g Baldrianwurzel über Nacht in ½ Liter kaltem Wasser ziehen. Abseihen und täglich ¼ Liter davon trinken, über den Tag verteilt.
- Als Teemischung können Sie verwenden: je 2 Teile Weißdorn-, Kamillen- und Lavendelblüten, 3 Teile Passionsblume. 1 Esslöffel davon mit ¼ Liter kochendem Wasser Übergießen, 10 Minuten ziehen lassen und abseihen. Trinken Sie zwei Tassen täglich.

Nervosität

- Ihre Anzeichen sind vor allem Unruhe, Empfindlichkeit und gesteigerte Reizbarkeit. Eine Reihe von Hausmitteln kann dazu beitragen, die Nerven zu beruhigen.
- 10–12 Tropfen Baldriantinktur in ein Glas Wasser geben und schluckweise trinken.
- Wirksamer ist Baldrian in Mischung mit Orangenblüten zu gleichen Teilen. 1 Esslöffel davon mit ½ Liter kochendem Wasser überbrühen, sechs Minuten ziehen lassen, abseihen und sofort trinken.
- Andere nervenberuhigende Tees: Hopfenaufguss (15 g Dolden mit ½ Liter kochendem Wasser überbrühen), Silberweidenaufguss (20 g Blätter und Kätzchen mit ½ Liter Wasser überbrühen) und Kopfsalatabsud (250 g frische Blätter fünf Minuten in ½ Liter Wasser kochen).
- Eine beliebte Teemischung besteht aus je einem Teil Kamille, Lavendelblüten und Pfefferminze, 2 Teilen Baldrianwurzel und je 3 Teilen Fenchel und Schafgarbe.1 Esslöffel mit ¼ Liter kochendem Wasser überbrühen, 10 Minuten ziehen lassen und abseihen. Zweimal täglich eine Tasse.
- Nehmen Sie ein Vollbad mit Zusatz von Fichtennadel-, Latschenkiefer-, Melissen- oder Rosmarinöl (aus der Apotheke; nach Vorschrift dosieren).
- Sorgen Sie für regelmäßigen Wechsel von Arbeit und Erholung. Hüten Sie sich vor Reizüberflutung. Tun Sie nicht immer mehrere Dinge gleichzeitig.

Nervenschwäche

- Bei geringer Belastbarkeit des Nervensystems sprechen manche Ärzte auch heute noch von Neurasthenie oder neurasthenischem Syndrom. Stimmungsschwankungen und Missempfindungen, oft in Verbindung mit Kopfschmerzen, Herzjagen und feuchten Händen, sind die Krankheitszeichen. Starke Erregbarkeit und schnelle Erschöpfbarkeit treten im Wechsel auf.
- Allgemeine körperliche Kräftigung in Verbindung mit vernünftiger Ernährung stehen im Vordergrund der Behandlung.
- Teilen Sie Arbeits- und Ruhezeiten besser ein.
- Warme Bäder am Abend wirken schlaffördernd.
- Bürstenmassage am Morgen fördert die Durchblutung.
- Mischen Sie einen Tee aus je 3 Teilen Augentrost und Melisse sowie 4 Teilen Baldrian. 1 Esslöffel voll mit ¼ Liter kochendem Wasser überbrühen, 10 Minuten ziehen lassen. Abends ½ Stunde vor dem Schlafengehen trinken.
- Ein anderes Teerezept: Je 2 Teile Lavendelblüten und Pfefferminze, je 3 Teile Baldrian und Kamille. 1 Esslöffel mit ¼ Liter kochendem Wasser überbrühen, 10 Minuten ziehen lassen und abseihen. Abends ½ Stunde vor dem Schlafengehen trinken.
- Auch Tees aus Weißdorn, Hopfendolden und Aniswirken beruhigend.

Neuralgie

- Neuralgie ist das medizinische Fachwort für Nervenschmerz (griechisch neuron = Nerv und algos = Schmerz). Es bezeichnet Schmerzen, die sich im Versorgungsgebiet eines (oder mehrerer) Nerven ausbreiten und durch diese verursacht werden.
- Die reißenden oder bohrenden Schmerzen entlang der Nervenbahnen bedürfen ärztlicher Behandlung.

- Unterstützend sollten Sie Passionsblumentee trinken: 15 g trockene Blüten und Blätter mit ¼ Liter kochendem Wasser übergießen, fünf Minuten ziehen lassen und abseihen, heiß trinken. Jedes Mal frisch zubereiten.
- Kochen Sie je 20 g Thymian- und Basilikumblätter sowie 30 g Anissamen 12 Minuten lang in 1/8 Liter Olivenöl. Filtrieren und abkühlen lassen, die schmerzenden Stellen einmal täglich damit einreiben, anschließend ein Wolltuch darüber binden.
- Zerschneiden Sie 60 g scharfe Pfefferschoten (Chillies) und lassen Sie sie zwei Tage lang in 1/8 Liter siebzigprozentigem Weingeist ziehen. Abseihen, die schmerzende Stelle damit einreiben, anschließend mit einem Wolltuch bedecken.
- Füllen Sie ein Leinensäckchen mit Hopfendolden. Im Backofen erhitzen und auf die schmerzende Stelle legen.
- Kochen Sie 100 g Ackerschachtelhalm 20 Minuten lang in 1 Liter Wasser. Abseihen und die Flüssigkeit in ein Vollbad einlaufen lassen.

Trigeminus-Neuralgie

- Der anfallsartig auftretende, meist unerträglich starke Gesichtsschmerz ist auf eine Erkrankung des Drillingsnervs (Trigeminus) zurückzuführen.
- Lindernd wirken Dampfkompressen oder trockenheiße Farnkrautauflagen.

Nervenentzündung

- Bei einer meist durch Kälte und Infektionen, aber auch durch Überanstrengung oder Vergiftung (Alkohol, Kohlenoxid, Quecksilber) verursachten Nervenentzündung verschreibt der Arzt im allgemeinen entzündungshemmende Medikamente, Wärme und Bestrahlungen.
- Trinken Sie unterstützend einen Tee aus je 30 g Primelwurzeln und Weidenblättern, je 40 g Augentrost und Frauenmantel. 1–2 Esslöffel mit ½ Li-

ter kochendem Wasser übergießen, 10 Minuten ziehen lassen. Zwei bis drei Tassen täglich trinken.

- Reiben Sie die schmerzenden Stellen mit einer Mischung aus 20 g Kampferspiritus und 30 g Zitronensaft ein. Anschließend ein warmes Tuch umbinden.
- Zerreiben Sie frische Beinwellwurzeln zu Brei und machen Sie damit Umschläge.
- Hüten Sie sich vor Zugluft – vor allem beim Autofahren.

Augenerkrankungen bei Kindern

- Kleinere Kinder können Augenbeschwerden noch nicht oder nicht klar beschreiben. Gehen Sie deshalb mit ihnen zum Augenarzt, wenn eine der folgenden Verhaltensweisen vorliegt:
- Verdacht auf Kurzsichtigkeit: Kinder blinzeln ständig und kneifen die Lider zusammen.
- Verdacht auf Weitsichtigkeit: Kinder halten Bilder und Buchstaben weit von den Augen entfernt.
- Verdacht auf Bindehautentzündung: Kinder klagen über Brennen und Tränenfluss.

Augenbindehautentzündung

- Konjunktivitis ist der medizinische Fachausdruck für eine Entzündung der Bindehaut (Tunica conjunctiva) des Auges. Sie kann unterschiedliche Ursachen haben.
- Die Entzündung der Bindehaut kann harmlos sein, aber auch ernste Ursachen haben. Deshalb ist stets der Arzt zu befragen. Anwendung eines der Hausmittel nur mit seiner ausdrücklichen Zustimmung.

- Machen Sie Augenbäder mit Fenchel-, Salbei- oder Augentrosttee. Dabei geben Sie etwas von der Lösung in eine Schüssel und halten sie so vor die Augen, dass die Flüssigkeit beim Lidschlag durch die Wimpern an die Bindehäute und die Lidränder herangebracht wird. Bereiten Sie den Tee jedes Mal frisch und filtrieren Sie ihn sorgfältig.
- Eine Spezialmischung für ein Augenbad besteht aus je 20 g Eichen-, Nussbaum- und Rautenblättern und 30 g Holunderblüten. 1 Esslöffel davon 10 Minuten lang mit ¼ Liter Wasser kochen, sorgfältig filtrieren. Lauwarm verwenden.
- Legen Sie Kompressen mit Walnussabsud auf die geschlossenen Augen: 15 g frische Walnussbaumblätter sieben Minuten mit ½ Liter Wasser kochen, sorgfältig filtrieren.
- Machen Sie einen lindernden Breiumschlag aus frischen, zerriebenen Nelkenwurzblättern auf die geschlossenen Augen.

Augenlidentzündung

- Legen Sie frische, leicht zerdrückte Hauswurzblätter auf die geschlossenen Augen.
- Kochen Sie 25 g Augentrost 10 Minuten lang mit ½ Liter Wasser. Sorgfältig abseihen oder filtrieren und abkühlen lassen. Die Augenlider damit mehrmals täglich waschen.

Gerstenkorn

- Ein Hordeolum oder landläufig Gerstenkorn ist eine meist eitrige Entzündung der Drüsen der Augenlider.
- Ein Gerstenkorn ist in der Regel harmlos. Desinfizierende und antibiotische Salben und Augentropfen helfen, die Schwellung zu verringern und die Infektion zu beseitigen. Trockene Wärme, z. B. Rotlicht, ist ebenfalls hilfreich.

- Niemals ein Gerstenkorn auszudrücken versuchen. Ein größeres Gerstenkorn verlangt nach ärztlicher Behandlung.
- Eine heiße Auflage mit Kartoffel- oder Leinsamenbrei (den Brei auf ein sauberes Leinentuch streichen und zuklappen) trägt dazu bei, dass das Gerstenkorn sich bald öffnet und der Eiter abfließt.
- Betupfen Sie das Gerstenkorn mit einem Holunderblütenaufguss: 50 g Blüten mit ½ Liter kochendem Wasser überbrühen, 12 Minuten ziehen lassen, sorgfältig filtrieren und kalt anwenden.
- Ein Gerstenkorn, das sich schon geöffnet hat, behandeln Sie mit Augentrosttee: 25 g 10 Minuten lang mit ½ Liter Wasser kochen, filtrieren. Das Gerstenkorn bis zur Heilung mit teegetränktem Wattebausch waschen.

Gehörgangspfropf

- Wenn sich Ohrenschmalz im Gehörgang zu einem Pfropf zusammenschließt, kann es zu einem Verschluss des Gehörganges und damit zur Blockade der Schalleitung kommen.
- Lassen Sie den Pfropf von einem Arzt entfernen.
- Bohren Sie niemals mit einem spitzen Gegenstand im Gehörgang herum – auch nicht mit Wattestäbchen. Das Trommelfell könnte verletzt werden.

Hörsturz

- Plötzliche, meist einseitige Ertaubung.
- Ursachen: Durchblutungsstörungen im Labyrinth, deren Entstehen noch nicht geklärt ist. Eventuell ist der Hörsturz durch Arteriosklerose bedingt.
- Behandlung: rasche Gabe von durchblutungsfördernden Medikamenten.
- Überwiegend tritt in den ersten Tagen eine gute Besserung ein.

Mittelohrentzündung

- Otitis media. Bakterielle Entzündung des normalerweise keimfreien Mittelohrraums.
- Meistens besteht gleichzeitig eine weitere Infektion (z.B. Angina tonsillaris, Nasennebenhöhlenentzündung), und die Erreger gelangen durch die Tuba auditiva (Eustachische Röhre, die bei Kindern noch kurz und weit ist) ins Mittelohr.
- Symptome: Fieber, heftige Ohrenschmerzen, einseitige Schwerhörigkeit.
- Die akute Mittelohrentzündung sollte immer ausheilen, da sonst leicht die chronische Verlaufsform entsteht. Diese kann eine Schwerhörigkeit und das Übergreifen der Erreger auf die benachbarten Knochen und das Gehirn zur Folge haben.

Ohrenschmalz

- Cerumen. Bräunliche Absonderung der Talg- und Schweißdrüsen des Gehörgangs.
- Ohrenschmalz kann den gesamten Gehörgang verlegen, so dass die Hörfähigkeit deutlich abnimmt.
- Mit warmen Spülungen bei intaktem Trommelfell ist Ohrenschmalz meistens problemlos zu entfernen.

Ohrensausen

- Der Begriff Tinnitus (Ohrensausen) bezeichnet ein Symptom (teilweise wird auch von einem Syndrom gesprochen), bei dem der Betroffene Geräusche wahrnimmt, die keine äußere für andere Personen wahrnehmbare Quelle besitzen.
- Verzichten Sie auf Tabak, Alkohol, Kaffee und schwarzen Tee. Essen Sie vitamin- und mineralstoffreich.

- Trinken Sie täglich drei Tassen Melissentee: 30 g Melisse mit ½ Liter kochendem Wasser übergießen, 10 Minuten ziehen lassen und abseihen.
- Oder verwenden Sie stattdessen Baldriantee.
- Aus Uromas Hausapotheke stammt das Rezept, angeröstete Hirsekörner mit Salz vermengt in einen Leinenbeutel zu füllen und auf das Ohr zu legen.

Ohrenschmerzen

- Einträufelungen in das Ohr nur auf Verordnung des Arztes: 10 g Kamille zwei Minuten lang in 50 g Olivenöl kochen, filtrieren und lauwarm als Ohrentropfen verwenden, wenn der Arzt zustimmt.
- 10 g Olivenöl und 10 g Zwiebelsaft mischen, lauwarm bei Zustimmung des Arztes als Ohrentropfen verwenden.
- Mischen Sie Linden- und Holunderblüten, Kamille und Angelika zu gleichen Teilen. 1 Esslöffel davon mit ¼ Liter kochendem Wasser überbrühen, 10 Minuten ziehen lassen und abseihen. Täglich zwei Tassen davon trinken.

Magen, Darm, Verdauung

Alles über Nahrungstrakt und Stoffwechsel von A wie Appetitlosigkeit bis Z wie Zuckerkrankheit – mit vielen Rezepten für eine bessere Verdauung

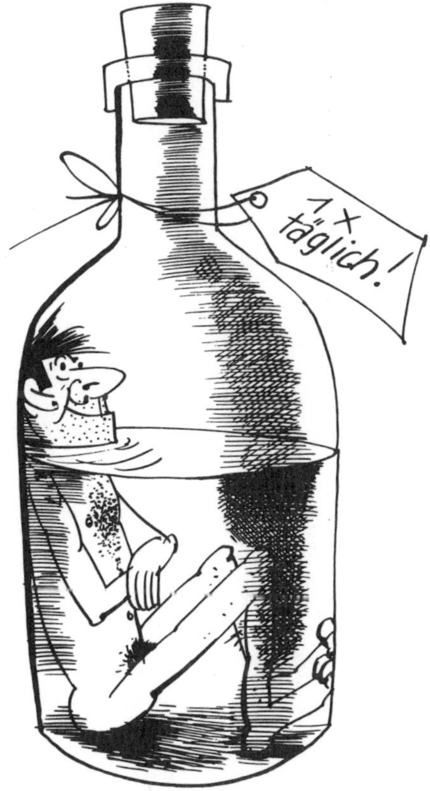

Appetitlosigkeit

- Mittel, um den Appetit anzuregen, kennt die Volksheilkunde in großer Zahl. Falls Ihre Appetitlosigkeit auf eine Magen- oder Darmerkrankung zurückzuführen ist, sollten Sie allerdings auf solche Mittel verzichten.
- Trinken Sie täglich zwei Gläser Stachelbeersaft, eines davon vor dem Frühstück auf nüchternen Magen.
- Brühen Sie sich Hopfentee auf: 10 g Hopfendolden mit ½ Liter kochendem Wasser übergießen, 12 Minuten ziehen lassen und abseihen. Vor jeder Hauptmahlzeit eine Tasse davon trinken.
- Appetitanregend wirken auch Kräutertees aus Eberraute, Wegwarte, Oregano oder Silberwurz.
- Mischen Sie zu gleichen Teilen Enzianwurzel, Tausendgüldenkraut und Wermut. 1 Esslöffel mit ¼ Liter kochendem Wasser überbrühen, 10 Minuten ziehen lassen und abseihen. je 1 Tasse ½ Stunde vor den Hauptmahlzeiten.
- Eine andere Mischung besteht aus Kalmuswurzel, Bitterklee, Wacholderbeeren und Wermutblättern zu gleichen Teilen. 1 Esslöffel mit ½ Liter kochendem Wasser überbrühen, 20 Minuten ziehen lassen und abseihen. Vor jeder Hauptmahlzeit eine kleine Tasse voll trinken.
- Setzen Sie Enzianwein an und trinken Sie vor jeder Mahlzeit ein Gläschen davon: 30 g zerkleinerte Wurzeln von gelbem Enzian 14 Tage lang in ¾ Liter Weißwein ziehen lassen. Filtrieren und die Wurzeln auspressen, in verschlossener Flasche aufbewahren.
- Ebenso entsteht Beifußwein – auf ¾ Liter Wein brauchen Sie 40 g getrocknete Sprossspitzen. Mindestens 30 Tage ziehen lassen.
- Das Angenehme mit dem Nützlichen verbindet Johanniskrautlikör: 40 g getrocknete Johanniskrautblüten und eine geschnittene Zitrone 14 Tage lang an einem warmen Ort in einem Liter fünfzigprozentigem Weingeist (oder in etwas schwächerem Korn, Weinbrand, Gin usw.) ziehen lassen. Filtrieren,

75 g Zucker dazugeben und schütteln, bis er sich aufgelöst hat. Ein Gläschen vor den Mahlzeiten.

Fettsucht

- Bei der Adipositas (lat. adeps = fett) bzw. Fettleibigkeit, Fettsucht handelt es sich um ein starkes Übergewicht, das durch eine über das normale Maß hinausgehende Vermehrung des Körperfettes mit krankhaften Auswirkungen gekennzeichnet ist.
- Dagegen hilft nur eine komplette Umstellung der Ernährung etwas. Teerezepte wirken nur unterstützend – etwa appetitzügelnd, leicht abführend.
- Bereiten Sie einen Artischockenaufguss: 10 g frische Blätter mit ½ Liter kochendem Wasser überbrühen, 5 Minuten ziehen lassen, abseihen. Täglich drei Tassen trinken.
- Auch ein Haselabsud kann wirkungsvoll sein: 25 g Kätzchen vom Haselnussstrauch mit ½ Liter Wasser aufkochen, fünf Minuten bei schwacher Hitze kochen, dann noch 12 Minuten ziehen lassen, anschließend abseihen. Täglich drei Tassen trinken.
- Bäderzusätze bei Fettsucht sind Heublumen- oder Schafgarbeextrakt sowie Latschenkieferöl.

Magenverstimmung

- Ein empfindlicher Magen meldet sich vor allem nach reichlichem Essen mit Magendrücken oder -schmerzen, auch in Verbindung mit Übelkeit und Erbrechen. Oft handelt es sich dabei um eine nervlich bedingte Störung.
- Das geeignete Hausmittel ist Wermuttee: 1 Teelöffel mit ¼ Liter kochendem Wasser überbrühen, 15 Minuten ziehen lassen und abseihen. Eine Stunde vor jeder Mahlzeit eine kleine Tasse voll davon trinken.
- Oder kauen Sie über den Tag verteilt 10–15 Wacholderbeeren. Nur kauen, nicht herunterschlucken!

- Auch Kräutertee aus Melisse, Kamille oder Lindenblüten wirkt in vielen Fällen lindernd.
- Wenn die Magenschmerzen nicht vergehen, versuchen Sie es mit einem Breiumschlag: Kartoffeln kochen, zerdrücken und in ein Tuch einschlagen, heiß auf den Magen legen.
- Aus Omas Hausapotheke stammt das Rezept für Angelikatinktur bei verdorbenem Magen: 150 g Wurzeln eine Woche lang in ¾ Liter klarem Schnaps (Korn, Weinbrand, Obstler) ziehen lassen, abseihen und auspressen. Bei Magenbeschwerden nach dem Essen 15–20 Tropfen einnehmen.

Magenschwäche

- Die Naturheilkunde kennt zahlreiche Rezepte zur Funktionsanregung des Magens bei „Magenschwäche", also einer verminderten Magenarbeit. Hier sind einige davon:
- Trinken Sie Kräutertee aus Alantwurzeln, Eukalyptusblättern, Rhabarberwurzeln oder Thymian.
- Als magenanregende Kräuterzubereitung gilt eine Mischung aus je einem Teil Kalmuswurzel, Schafgarbe und Wermut sowie 2 Teilen Tausendgüldenkraut. 1 Esslöffel davon mit ¼ Liter kochendem Wasser aufgießen, 10 Minuten ziehen lassen und abseihen. Eine Stunde vor jeder Mahlzeit eine Tasse trinken.
- Vor und nach jeder Mahlzeit können Sie je ein Gläschen selbst bereiteten Magenwein trinken: 10 g Wermutblätter sowie je 20 g Tausendgüldenkraut, Enzianwurzeln und Chinarinde eine Woche lang in einem Liter Südwein (z. B. Sherry, Portwein, Marsala) ziehen lassen, dann filtrieren und in eine Flasche füllen.

Magenschleimhautentzündung

- Bauchschmerzen, Übelkeit und Erbrechen, Durchfall und oft auch Fieber sind die Anzeichen einer akuten Entzündung der Magenschleimhaut (Gastritis). Eine Schädigung der Schleimhaut (z. B. durch Alkohol, Medikamente) oder Bakterien können die Ursachen sein.

- In leichten Fällen helfen vorübergehendes Fasten mit Kamillen- oder Pfefferminztee (mit Bettruhe) und ein paar Tage Diät. Wenn das nicht wirkt, konsultieren Sie besser den Hausarzt.
- Trinken Sie nach dem Abklingen der akuten Krankheitszeichen einen Tee aus Eibischwurzeln, Fieberklee, Frauenhaar und Malvenblättern zu gleichen Teilen. 1 Esslöffel davon mit ¼ Liter kochendem Wasser überbrühen, ziehen lassen und abseihen. Eine Tasse vor jeder Mahlzeit.
- Trinken Sie täglich nüchtern ein Gläschen Kartoffelsaft: Rohe Kartoffeln reiben und auspressen. Tun Sie das mindestens 14 Tage lang.
- Bei chronischer Gastritis empfiehlt die Volksheilkunde einen Tee aus zerdrückten Wacholderbeeren, Kalmusknollen und Eschenblättern zu gleichen Teilen. Kochen Sie einen Esslöffel der Mischung fünf Minuten lang in ½ Liter Wasser. Ziehen lassen und abseihen, drei Tassen täglich vor den Mahlzeiten.

Magenkrämpfe

- Bei krampfartig auftretenden Magenschmerzen sollten Sie es zuerst mit den klassischen Magentees versuchen: Pfefferminz-, Kamillen-, Basilikum- oder Majorantee.
- Oder halten Sie sich an diese Kräutermischung: 5 g Brennnesselblätter, 15 g Schafgarbe, 20 g Pomeranzenschalen, je 30 g Pfefferminzblätter und Kamillenblüten. Einen Esslöffel davon mit ½ Liter kochendem Wasser überbrühen, kurz aufkochen, 10 Minuten ziehen lassen. Nach jeder Mahlzeit eine Tasse warm trinken.
- Bewährt hat sich auch eine Mischung aus je 3 Teilen Enzianwurzeln, Melissenblättern und Ginsterbeeren sowie 40 g Weidenblättern. 1–2 Esslöffel mit einem halben Liter kochendem Wasser überbrühen, 10 Minuten ziehen lassen und abseihen. Drei Tassen täglich.

- Und hier das Rezept für krampflindernde Anistinktur: 1 Teelöffel Aniskörner 14 Tage lang in 1/8 Liter siebzigprozentigem Weingeist ziehen lassen, dann filtrieren und in verschlossener Flasche aufbewahren. Bei Bedarf 10–12 Tropfen mit einem kleinen Glas Wasser (oder Zuckerwasser) mischen.

Magensäuremangel

- Feststellung und Behandlung von Magensäuremangel ist in jedem Fall Sache des Arztes. Sie können aber unterstützende Maßnahmen einleiten, wenn der Arzt zustimmt.
- Ein altes Mittel zur Steigerung der Magensaftproduktion, das gleichzeitig appetit- und darmanregend wirkt, ist Tee aus Tausendgüldenkraut: 1 Esslöffel mit ½ Liter kochendem Wasser übergießen, 10 Minuten ziehen lassen und abseihen. Zwei Tassen täglich zimmerwarm trinken.
- Als Kräutermischung empfiehlt die Naturheilkunde je 20 g Isländisches Moos und Andornspitzen sowie 10 g Kapernwurzeln. Übergießen Sie 1–2 Esslöffel davon mit ½ Liter kochendem Wasser. 10 Minuten ziehen lassen und abseihen. Vor jeder Mahlzeit eine Tasse trinken.
- Oder lassen Sie je 25 g Kalmus- und Rhabarberwurzeln und Nelkenwurz sowie 15 g Kapernwurzeln 10 Tage lang in ¾ Liter Südwein (z. B. Sherry, Portwein, Malaga, Marsala) ziehen. Filtrieren und vor jeder Mahlzeit ein Weinglas voll trinken.

Sodbrennen

- Sodbrennen (lat. Pyrosis) beschreibt eine brennende oder schmerzhafte Empfindung in der oberen Magengegend, die durch den Rückfluss von Magensäure in die Speiseröhre ausgelöst wird. Ein geringfügiger gastroösophagealer Reflux, zum Beispiel nach fettigen Speisen, ist physiologisch normal. Jeder fünfte Mensch verspürt gelegentlich Refluxsymptome.
- Sodbrennen, welches nur kurz andauert, kann mit rohem Sauerkraut oder Natriumhydrogencarbonat gelindert werden.

- Konsultieren Sie Ihren Arzt, wenn sich das Sodbrennen häufig einstellt – es kann auf Störungen der Magen-, Darm- und Lebertätigkeit hinweisen.
- In harmlosen Fällen genügt es, ein paar Brombeerblätter zu kauen, Pfefferminz-, Wermut- oder Tausendgüldenkrauttee zu trinken.
- Oder nehmen Sie vor jeder Hauptmahlzeit einen Teelöffel Heilerde ein.
- Meiden Sie zu heiße und zu kalte Speisen und Getränke. Verzichten Sie auf Nikotin und Alkohol (vor allem auf hochprozentigen).
- Versuchen Sie es mit einer Kartoffelkur: Rohe Kartoffeln reiben und auspressen. Zweimal täglich vor dem Essen je einen Esslöffel frischen Kartoffelsaft einnehmen – und zwar mindestens vier Wochen lang.
- Als Teemischung kommt in Frage: zu gleichen Teilen Lindenblüten, Johanniskraut, Kamille und Orangenblüten. 1 Esslöffel davon mit ½ Liter kochendem Wasser überbrühen, 15 Minuten ziehen lassen und abseihen. Nach dem Essen eine Tasse warm trinken.

Magen-Darm-Katarrh

- Wie bei anderen Erkrankungen des Magen-Darm-Traktes sollten Sie mindestens 24 Stunden fasten und nur Kamillen-, Pfefferminz- oder Melissentee trinken. Anschließend ist leichte Krankenkost zu empfehlen.
- Mischen Sie sich einen Kräutertee aus 5 g Enzianwurzeln, 10 g Melissenblättern, 15 g Kalmuswurzeln, 20 g Tausendgüldenkraut und 25 g Pfefferminzblättern. 1 Esslöffel davon mit ½ Liter Wasser kalt ansetzen, bis zum Kochen erhitzen und noch 25 Minuten ziehen lassen. Dreimal täglich eine halbe Stunde vor dem Essen eine Tasse kalt trinken.
- Bewährt hat sich auch ein Tee aus je einem Teil Tausendgüldenkraut, Kalmuswurzeln und Enzianwurzeln sowie je zwei Teilen Melissen- und Pfefferminzblättern. 1 Esslöffel davon mit ½ Liter kochendem Wasser überbrühen, kurz aufkochen und 15 Minuten ziehen lassen. Abseihen, morgens und abends vor dem Essen eine Tasse warm trinken.

- Kauen Sie hin und wieder ein Stückchen Kalmus-, Galgant-, Eibisch- oder Enzianwurzel. Die ausgekaute Wurzel nicht schlucken, sondern ausspucken.

Magengeschwür

- Ein Magengeschwür (auch Magenulkus oder Ulcus ventriculi) ist ein lokalisierter Defekt der Magenschleimhaut. Ursächlich für das Geschwür ist ein Missverhältnis zwischen aggressiven Faktoren (Magensäure) und den Schutzmechanismen des Magens.
- Halten Sie sich genau an die Vorschriften des Arztes, wenn er bei Ihnen ein Magengeschwür festgestellt hat. Außer Medikamenten wird er Ihnen meist Bettruhe und eine genaue Diät verordnen.
- Trinken Sie über den Tag verteilt unterstützend einen Süßholzabsud aus 50 g Wurzeln, die fünf Minuten in einem Liter Wasser gekocht werden. Lassen Sie den Absud über Nacht ziehen und seihen Sie ihn ab.
- Auch Absud aus Beinwellwurzeln (150 g auf 1 Liter Wasser, zum Kochen bringen und über Nacht ziehen lassen) hat sich bei Magengeschwüren bewährt.
- Mischen Sie zu gleichen Teilen Leinsamen, Kamille, Salbei, Tormentill und Ringelblumenblüten. 1-2 Esslöffel mit ¼ Liter kaltem Wasser aufkochen, 15 Minuten ziehen lassen und durchseihen. Tagsüber ungezuckert schluckweise trinken.
- Auch eine Mischung aus 20 g Myrtenblättern, 30 g Nelkenwurzwurzeln, 40 g Hauswurzblättern und 100 g Süßholz hilft bei Magengeschwüren. 2 Esslöffel mit ½ Liter Wasser 15 Minuten lang kochen, abseihen und abkühlen lassen. Tagsüber schluckweise trinken.
- Fragen Sie den Arzt, ob Ihnen heißfeuchte Wickel helfen, am besten mit Kamillensäckchen, die Sie in die Magengegend legen. Wickel kommen nicht in Frage, wenn die Gefahr von Magenblutungen besteht.

Blähungen

- Flatulenz (lat. flatus „Wind, Blähung", Blähungen) bezeichnet die Aufblähung des Magens bzw. des Darms durch bei der Verdauung gebildete Gase (z.B. Methan, Kohlenmonoxid, Kohlendioxid, Schwefelwasserstoff und andere Gär- bzw. Faulgase), wobei es häufig zum Entweichen von Darmgasen kommt. Sitzen diese Darmgase fest, kann es zu schmerzhaften Bauchkrämpfen kommen.
- Übergießen Sie 15 g Pflanzensamen mit ½ Liter kochendem Wasser, lassen Sie die Mischung 10 Minuten ziehen und seihen Sie ab. Nach jeder Hauptmahlzeit eine Tasse davon trinken.
- Geeignet sind Sellerie-, Anis-, Dill-, Kümmel-, Koriander- und Liebstöckelsamen. Sie können auch mehrere dieser Zutaten je nach Geschmack mischen.
- Entblähend wirkt auch die Kalmuswurzel: Nehmen Sie nach jeder Mahlzeit eine Prise gemahlene Kalmuswurzel, vermischt mit einem Esslöffel Honig.
- Geben Sie ein paar Tropfen Kümmel- oder Nelkenöl in ein Glas warmes Wasser. Nach den Mahlzeiten trinken.
- Berühmt ist der »Vier-Winde-Tee« aus Pfefferminze, Fenchel, Anis und Kümmel zu gleichen Teilen. 1–2 Esslöffel mit ½ Liter Wasser aufkochen, 10 Minuten ziehen lassen und durchseihen. Vor den Mahlzeiten je eine kleine Tasse.

Durchfall

- Er kann auf eine schlichte Verdauungsstörung zurückzuführen sein, aber auch auf eine Infektion oder Lebensmittelvergiftung. Bei länger anhaltendem Durchfall sollten Sie deshalb den Arzt konsultieren.
- Beschränken Sie sich in den ersten 24 Stunden auf ungezuckerten Kamillen- oder Pfefferminztee. Fasten ist zunächst die beste Medizin.

- Anschließend dürfen Sie drei bis vier Äpfel essen: ohne Schale, sehr fein kauen (oder die Äpfel reiben). Einen Tag später erlaubt der Arzt leichte Breikost.
- Trinken Sie mit Wasser verdünnten Saft von frischen Preiselbeeren.
- Auch schwarzer Tee wirkt stopfend.
- Versuchen Sie es mit einem Heidekrautaufguss: 30 g blühende Sprossspitzen mit einem Liter kochendem Wasser überbrühen, kurz zum Kochen bringen und 12 Minuten ziehen lassen, dann abseihen. Die Teemenge über den Tag verteilt trinken.
- Oder überbrühen Sie zwei Teelöffel getrocknete Weißdornbeeren mit ½ Liter kochendem Wasser. Etwas ziehen lassen und abseihen, den Tee tagsüber trinken.
- Auch Bromheer-, Brennnessel-, Weidenröschen-, Wegerich- und Tausendgüldenkrauttee wird stopfende Wirkung nachgesagt.

Verstopfung

- Obstipation. Verzögerte Stuhlentleerung. Die chronische, oft jahrzehntelang anhaltende Verstopfung ist überwiegend auf eine ungesunde Lebensführung mit ballaststoffarmer Kost, Übergewicht und zuwenig körperlicher Betätigung zurückzuführen. Häufig werden regelmäßig Abführmittel eingenommen, die langfristig die Verstopfung noch verschlimmern. Nur selten bestehen organische Störungen, z.B. eine Hypothyreose oder Lähmungen.
- Eine Umstellung der Ernährung und viel Bewegung mit Training der Bauchmuskulatur sind dem regelmäßigen Stuhlgang förderlicher als Abführmittel, von denen viele die Darmschleimhaut reizen.
- Essen Sie morgens nach dem Aufstehen einen Apfel oder einen Becher Naturjoghurt.
- Oder weichen Sie abends 10 Trockenpflaumen in ½ Liter Wasser ein. Morgens nüchtern essen und das Einweichwasser trinken.

- Ebenso können Sie es mit Trockenfeigen machen.
- Wirksam sind auch 1-2 Esslöffel rohes Sauerkraut, morgens auf nüchternen Magen gegessen.
- Reichern Sie Ihren Speisezettel mit Zutaten an, die viele Ballaststoffe enthalten: Vollkornbrot, Spinat, Sauerkraut, Porree, Kartoffeln, Tomaten, rohes Obst.
- Mischen Sie ein paar Wegerichblätter unter Ihren Blattsalat. Oder probieren Sie es mit Wildsalaten aus Löwenzahn oder Wegwarte.
- Beleben Sie den trägen Darm mit Tee aus Queckenwurzeln, Himbeerblättern, Tüpfelfarn, Vogelknöterich oder den Kronblättern von Gartenrosen. Halten Sie sich an die bei Ihnen wirksamste Zutat – aber wechseln Sie den Tee spätestens nach einem halben Jahr.
- Leicht abführend wirkt eine Kräutermischung aus 15 g Waldmeister, 20 g Pfefferminze, 25 g Sennesblättern und 40 g Faulbaumrinde. Einen Esslöffel davon mit ¼ Liter kochendem Wasser überbrühen, kurz aufkochen und 10 Minuten ziehen lassen. Abends vor dem Schlafengehen warm trinken.
- Ebenso behandeln Sie eine Mischung aus 15 g Baldrianwurzel, 15 g Pfefferminze, je 20 g Kamille und Lindenblüten sowie 25 g Faulbaumrinde.
- In akuten Fällen können Sie morgens auf nüchternen Magen einen Esslöffel Olivenöl mit ein paar Tropfen Zitronensaft einnehmen.
- Legen Sie abends feuchtwarme Wickel auf den Unterleib mit Kamillentee oder Salzwasser.

Erbrechen

- Wenn Sie die Ursache nicht kennen und das Erbrechen länger anhält, müssen Sie sich in ärztliche Behandlung begeben – Erbrechen kann z. B. auf eine Infektion, Vergiftung oder Blinddarmentzündung hinweisen.

- In leichteren Fällen kommen Sie mit Pfefferminztee oder einer Mischung aus Pfefferminze und Melisse aus.
- Wirksam ist auch ein Kalmusabsud: 15 g Kalmuswurzeln fünf Minuten in ½ Liter Wasser kochen, 10 Minuten ziehen lassen und abseihen. Bei Bedarf eine Tasse trinken.
- Ähnlich hilft ein Basilikumaufguss: 25 g mit ½ Liter kochendem Wasser überbrühen, 10 Minuten ziehen lassen und abseihen. 1-2 Tassen bei Bedarf.
- Als Kräutermischung nehmen Sie zu gleichen Teilen Tausendgüldenkraut, Salbei, Rosmarin, Johanniskraut, Kamille, Minze und Wermut. 1 Esslöffel mit ¼ Liter kaltem Wasser ansetzen, zum Kochen bringen, 10 Minuten ziehen lassen und abseihen. Ungezuckert schluckweise trinken.
- Hilfreich bei Übelkeit und Erbrechen ist auch ein heißer Kamillenteewickel auf den Magen.

Vergiftung

- Bei Vergiftung über den Magen-Darm-Trakt sofort den Arzt oder den Rettungsdienst verständigen. Anzeichen sind Übelkeit, Brechreiz und Magenbeschwerden, in schweren Fällen Bewusstlosigkeit.
- Wissen Sie, welches Gift der Mensch zu sich genommen hat, rufen Sie den Giftnotruf.
- Den Patienten erbrechen lassen, wenn er bei Bewusstsein ist: Finger tief in den Rachen stecken. Wenn das keinen Erfolg hat, Salzwasser trinken lassen (zwei Teelöffel Salz auf ein Glas lauwarmes Wasser), bis er erbricht.
- Erbrochenes für die Begutachtung durch den Arzt aufbewahren.
- Bei Vergiftung in Verbindung mit Verätzung (Trinken von Säuren oder Laugen) schluckweise Wasser trinken lassen; nicht zum Erbrechen reizen.
- Bei Verdacht auf eine Pilzvergiftung hilft Erbrechen lassen nur unmittelbar nach

dem Genuss der Giftpilze. Geben Sie dem Patienten reichlich zu trinken (Milch, Zuckerwasser, Salzwasser, in kleineren Mengen auch Tee oder Kaffee).

- Bei starken Leibschmerzen Rizinus als Abführmittel.

Darmkolik

- Als Kolik werden stärkste, bewegungsunabhängige, meist wehenartige Schmerzen bezeichnet, die durch krampfhafte Kontraktionen der glatten Muskulatur eines Hohlorganes verursacht werden. „Wehenartig“ bedeutet hier, dass die Schmerzen wellenförmig kommen und sich mit Phasen relativer Beschwerdefreiheit abwechseln.
- Bei starken Koliken oder Krämpfen im Darmbereich müssen Sie den Arzt konsultieren – es kann eine ernste Erkrankung dahinterstecken.
- In leichteren Fällen helfen Kamillen- oder Pfefferminztee oder eine Mischung aus 1 Teil Kamille und 2 Teile Schafgarbe. Jeweils einen Esslöffel mit ½ Liter kochendem Wasser überbrühen, ziehen lassen und abseihen. Die Tees nach Bedarf trinken.
- Als Kräutermischung gegen Darmkolik verwenden Sie Fenchelsamen, Pomeranzenblätter, Melisse und Pfefferminze zu gleichen Teilen. 1 Esslöffel davon mit ½ l kochendem Wasser überbrühen, kurz aufkochen, 20 Minuten ziehen lassen und abseihen. Mehrmals täglich eine kleine Tasse kalt trinken.

Blinddarmentzündung

- Appendizitis (lat., Entzündung des Wurmfortsatzes (Appendix vermiformis) am Blinddarm. Die Bezeichnung „Blinddarmentzündung“ ist nicht korrekt. Die Appendizitis ist die häufigste Erkrankung der Bauchorgane und betrifft vor allem Kinder.
- Symptome: Plötzliche Schmerzen, anfangs oft im Oberbauch, später in den rechten Unterbauch wandernd, verbunden mit Übelkeit und Erbrechen, eventuell Fieber. Bei Erwachsenen sind die Symptome nicht so ausgeprägt.

- Bei Verdacht auf Blinddarmentzündung ist sofort der Arzt zu verständigen.
- Bis zum Eintreffen des Arztes hinlegen. Nicht auf eigene Faust Medikamente einnehmen.

Zwölffingerdarmgeschwür

- Ergänzend zur ärztlichen Behandlung kommen in erster Linie die bei „Magengeschwür" vorgeschlagenen Maßnahmen in Frage. Weitere Rezepte:
- Trinken Sie vor jeder Mahlzeit eine Tasse Kräutertee aus 20 g Ackerschachtelhalm, je 30 g Bärentraubenblättern und Frauenmantelblüten sowie je 40 g Süßholzwurzeln und Ringelblumenblüten. Zwei Esslöffel mit ½ Liter kochendem Wasser überbrühen, 10 Minuten ziehen lassen und abseihen.
- Kochen Sie 500 g Brennnesselblätter mit ganz wenig Wasser drei Minuten lang. In ein Tuch geben und den Saft ausdrücken. Ein Glas (5 cl) Saft mit der gleichen Menge Honig und einer zerdrückten Banane vermischen und nach dem Essen verspeisen.

Hämorrhoiden

- Hämorrhoiden. Knotenförmige Erweiterungen der Blutgefäße im Bereich des Darmausgangs (After). Als Ursache wird neben einer Bindegewebsschwäche oft eine chronische Verstopfung beobachtet. Hämorrhoiden entstehen ferner gerne in der Schwangerschaft oder bei Tätigkeiten mit häufigem Stehen und Sitzen (Erhöhung des Bauchinnendrucks). Sie entzünden sich leicht. Größere Hämorrhoiden können durch den After heraustreten (prolabieren).
- In frühen Stadien der Erkrankung kann eine deutliche Besserung bereits eintreten, wenn auf faserreiche Nahrung (Ballaststoffe), körpergerechtes Stuhlverhalten und die richtige Hygiene umgestellt wird.
- Die Beschwerden können durch lauwarme Sitzbäder mehrmals am Tag und milde Stuhlaufweicher gelindert werden.

- Schränken Sie Alkohol, Kaffee, Tee, Kakao und den Verzehr von Schokolade und anderen Süßwaren ein.
- Hüten Sie sich vor dem Sitzen auf kalten Unterlagen.
- Trinken Sie dreimal täglich eine Tasse Brennnesseltee: 1 Esslöffel mit einem Liter Wasser aufkochen, 10 Minuten ziehen lassen und abseihen.
- Oder mischen Sie Faulbaumrinde und Kümmelsamen je zur Hälfte. 1 Esslöffel mit ¼ Liter kochendem Wasser überbrühen, ziehen lassen und abseihen. Zwei- bis dreimal täglich eine Tasse voll trinken.
- Andere Tees, die Hämorrhoidenbeschwerden lindern können, sind Myrten-, Lungenkraut- und Taubnesseltee.
- Als Teemischung verwenden Sie je 3 Teile Melisse, Schafgarbe und Schlehenblüten, 5 Teile Arnikablüten und 15 Teile Faulbaumrinde. 1 Esslöffel mit ¼ Liter kaltem Wasser ansetzen, 8 Stunden ziehen lassen, 10 Minuten aufkochen und abseihen. Zwei Tassen täglich.
- Legen Sie Kompressen mit Heidelbeerabsud auf: 75 g Beeren 30 Minuten in ½ Liter Wasser kochen, abseihen und dabei die Beeren auspressen.
- Nehmen Sie ein Spitzwegerich-Sitzbad: 75 g Blätter in einem Liter Wasser 10 Minuten kochen, abseihen und die Flüssigkeit in das nicht zu warme Sitzbad gießen. 5-10 Minuten baden.
- Ebenso können Sie ein Eichenrindebad bereiten: 75 g Rinde 10 Minuten in einem Liter Wasser kochen, abseihen.
- Machen Sie morgens und abends Sitzreibebäder: Tuch in kaltes Wasser tauchen, ausdrücken und jeweils 2-3 Minuten draufsetzen.
- Zerreiben Sie 20 g frische Veilchenblätter, 40 g Wegerich- und 30 g Malvenblätter mit 100 g zerlassenem Hühnerfett zu einer Salbe. Morgens, abends und nach jedem Stuhlgang auf den gereinigten Darmausgang streichen.

Gicht

- Die Gicht ist eine Purin-Stoffwechselerkrankung, die in Schüben verläuft und (bei unzureichender Behandlung) durch Ablagerungen von Harnsäurekristallen in verschiedenen peripheren Gelenken und Geweben zu einer gelenknahen Knochenresorption und Knorpelveränderungen sowie durch langfristige Schädigung des Ausscheidungsorgans Niere letztlich zur Niereninsuffizienz führt.
- Naturmittel können zu heilsamem Schwitzen anregen, die Wasser- und Harnsäureausscheidung verbessern.
- Ganz allgemein sollten Sie reichlich trinken – aber keinen Alkohol.
- Trinken Sie täglich zwei bis drei Tassen Hängebirkentee: 30 g Blätter mit ½ Liter kochendem Wasser überbrühen, 15 Minuten ziehen lassen und abseihen.
- Oder versuchen Sie es mit Mädesüßtee nach demselben Rezept (25 g Blüten und Blätter auf ½ Liter Wasser).
- Wasser- und schweißtreibend wirkt ein Preiselbeerabsud: 15 g getrocknete Blätter fünf Minuten in ½ Liter Wasser kochen, 15 Minuten ziehen lassen und abseihen. Zwei bis drei Tassen täglich trinken.
- Vorbeugend (bei zu hohem Harnsäurespiegel) wird eine Teemischung aus 20 g Faulbaumrinde und je 30 g Löffelkraut, Seifenkraut- und Holunderwurzeln empfohlen. Zwei Esslöffel davon mit ½ Liter kochendem Wasser überbrühen, 10 Minuten ziehen lassen und abseihen. Morgens vor dem Frühstück und abends je eine Tasse davon trinken.
- Berühmt ist der seit Generationen erprobte „Zehnkräutertee“ aus Biberneue, Ehrenpreis, Brennnessel, Hauhechelwurzel, Johanniskraut, Wiesenschaumkraut, Lavendelblüten, Majoran und Veilchenblüten. Nehmen Sie von diesen Kräutern jeweils 20 g, außerdem 40 g Birkenblätter. 2 Esslöffel der Mischung mit ½ Liter kochendem Wasser überbrühen, 15 Minuten ziehen lassen und abseihen. Täglich drei Tassen schluckweise trinken.

- Für die äußerliche, schmerzlindernde Anwendung können Sie Breiumschläge aus zerdrückten Kartoffeln, frischen zerdrückten Hängebirkenblättern oder Blättern der schwarzen Johannisbeere verwenden.
- Als Zusätze für ein Vollbad (mit ansteigender Wassertemperatur, 15 Minuten Badedauer) kommen Auszüge aus Schafgarbe, Gartenraute, Wacholderspitzen oder Heublumen in Frage.

Schilddrüsenunterfunktion

- Unter einer Hypothyreose (Schilddrüsenunterfunktion) versteht man eine mangelnde Versorgung des Körpers mit den Schilddrüsenhormonen Trijodthyronin und Thyroxin. Meist ist eine Unterfunktion der Schilddrüse dafür verantwortlich.
- Bei einer Unterfunktion der Schilddrüse läuft der Stoffwechsel des Körpers langsamer ab als normal. Die Folge sind geringere körperliche und geistige Leistungsfähigkeit. Sie muss stets ärztlich behandelt werden.
- Unterstützend kommen nur allgemeine Maßnahmen in Betracht: Leichte Tätigkeit und Bewegung in frischer Luft, Trockenmassagen, bei gesundem Herzen Kräuterbäder mit Heublumen, Schafgarbe, Latschenkiefernextrakt.
- Essen Sie bevorzugt Erdbeeren, Äpfel, Zwiebeln, Tomaten, Rettiche, Radieschen, Kartoffeln.
- Trinken Sie zur Anregung der Schilddrüse zu den Mahlzeiten ein Glas warmes Wasser mit einem Teelöffel Obstessig.
- Anregend ist auch ein Tee aus Brunnenkresse, Braunwurz, Blasentang, Erdrauch, Storchschnabel, Rosmarin und Schlehdornblüten zu gleichen Teilen. Einen Esslöffel mit ¼ Liter kaltem Wasser aufkochen, 15 Minuten ziehen lassen und abseihen. Tagsüber schluckweise trinken.

Schilddrüsenüberfunktion

- Bei einer Hyperthyreose (Schilddrüsenüberfunktion) produziert die Schilddrüse zu viele Schilddrüsenhormone, so dass im Organismus ein Überangebot entsteht. Infolgedessen kann es zu einer Vielzahl von Krankheitserscheinungen kommen. Häufig sind ein schnellerer Herzschlag, Gewichtsverlust, Nervosität und Zittern. Sie muss immer ärztlich behandelt werden.
- Meiden Sie jodhaltige Medikamente und Kosmetikartikel.
- Halten Sie sich zurück bei Fleisch- und Fischgerichten, Spinat und Kresse.
- Meiden Sie heiße Bäder und Sonnenbäder, aber halten Sie sich viel in frischer Luft auf und schlafen Sie ausreichend.
- Baldriantee wirkt beruhigend auch bei Schilddrüsenüberfunktion.
- Trinken Sie morgens und abends je eine Tasse dieser Teemischung: 20 g Hopfendolden, 20 g Königsfarnwurzel, 40 g Blasentang und 40 g Fieberklee. Zwei Esslöffel davon mit ½ Liter Wasser zum Kochen bringen und 10 Minuten kochen, dann abseihen.
- Eine andere Teemischung besteht aus Ringelblumen, Johanniskraut, Eichenrinde, Ehrenpreis, Isländischem Moos, Rosmarin, Schlehdorn- und Hopfenblüten sowie Melisse zu gleichen Teilen. Einen Esslöffel mit ¼ Liter Wasser aufkochen, 15 Minuten ziehen lassen und abseihen. Tagsüber schluckweise trinken.

Kropf

- Die Struma oder der Kropf bezeichnet eine tastbare, sichtbare oder messbare Vergrößerung der Schilddrüse zunächst unabhängig von der Stoffwechsellage (Überfunktion, Unterfunktion oder normale Funktion der Schilddrüse) und von der feingeweblichen oder mit dem bloßen Auge zu erkennenden Gestalt.

- Die Kropfbildung kann unterschiedliche Ursachen und Folgen haben. Oft handelt es sich um eine durch Jodmangel in der Nahrung hervorgerufene Schilddrüsenvergrößerung. Ärztliche Untersuchung und Behandlung sind unerlässlich.
- Wenn es an Jod fehlt, sollten Sie jodiertes Speisesalz verwenden und bevorzugt jodhaltiges essen: Seefische, Spinat, Rettiche und Radieschen, Kresse, Apfelsinen, Äpfel, Heidelbeeren.
- Unterstützend wirken kalte Umschläge mit einer Abkochung von Eichenrinde, mit Lehm, Heilerde oder Blasentangbrei.
- Barfußlaufen und Wassertreten nach Kneippschem Vorbild bessern den Allgemeinzustand und kräftigen den Körper.
- Als Kräutermischung können Sie verwenden Brunnenkresse, Erdrauch, Braunwurz, Labkraut, Blasentang, Ringelblume und Hauswurz zu gleichen Teilen. Kochen Sie einen Esslöffel davon mit ¼ Liter kaltem Wasser auf, lassen Sie die Mixtur 10 Minuten ziehen und seihen Sie ab. Tagsüber schluckweise trinken.

Zuckerkrankheit

- Der Diabetes mellitus (DM) („honigsüßer Durchfluss“, von altgriechisch „hindurchgehen“, „hindurchfließen“ und lateinisch mellitus „honigsüß“) oder die Zuckerkrankheit ist die Bezeichnung für eine Gruppe von Stoffwechselkrankheiten und beschreibt deren ursprüngliches Hauptsymptom: Ausscheidung von Zucker im Urin.
- In der Fachsprache ist es der Sammelbegriff für verschiedene (heterogene) Störungen des Stoffwechsels, deren Leitbefund eine Überzuckerung des Blutes (Hyperglykämie) ist. Ursache ist entweder ein Insulinmangel, eine Insulinunempfindlichkeit (Insulinresistenz) oder beides. Je nach Ursache gibt es unterschiedliche Diabetestypen, die jedoch verbindende Gemeinsamkeiten aufweisen.

- Frühe Anzeichen einer Zuckerkrankheit können sein: übermäßiger Durst, verstärkte Harnausscheidung, Gewichtsverlust trotz Heißhunger, Mattigkeit und Leistungsabfall, Hautjucken, Muskelschwäche und Wadenschmerzen, Anfälligkeit gegenüber Krankheitserregern, manchmal auch Sehstörungen sowie Störung von Potenz und Menstruation.

- Zuckerkrankheit (Diabetes mellitus) muss immer ärztlich behandelt und laufend überwacht werden.

- Ganz allgemein sollten Sie etwaiges Übergewicht bekämpfen, Ihren Körper regelmäßig belasten, auf eiweißreiche, fett- und zuckerarme Ernährung achten.

- Trinken Sie zu den Mahlzeiten Tee aus Odermennig, Frauenmantel, Geißraute, Bohnenschalen, Klette, Walnussbaumblättern, Bockshornklee, Brombeer-, Preiselbeer- oder Heidelbeerblättern.

- Oder verwenden Sie diese Mischung: 4 Teile Bohnenschalen, je 5 Teile Erdrauch, Eukalyptusblätter und Ginster, 6 Teile Birkenblätter, je 7 Teile Distelsamen und Heidelbeerblätter. 1 Esslöffel davon mit ¼ Liter kochendem Wasser überbrühen, 10 Minuten ziehen lassen und abseihen. Dreimal täglich eine Tasse trinken.

- Ein anderer Diabetestee besteht aus je 10 g Geißrautenkraut, Geißrautensamen, Heidelbeer- und Birkenblättern, Bockshornklee und Distelsamen, 15 g Löwenzahnblättern und 30 g Bohnenschalen. 1 Esslöffel davon mit ¼ Liter kochendem Wasser überbrühen, kurz aufkochen und 15 Minuten ziehen lassen, dann abseihen. Zweimal täglich eine Tasse warm trinken.

Nieren, Blase, Leber, Galle

Wer an einer „steinreichen" Niere leidet oder seine Leber über Gebühr strapaziert, braucht rechtzeitig Hilfe. Hier die aktuellsten Tipps für die Harnorgane und das „Körperlaboratorium" Leber

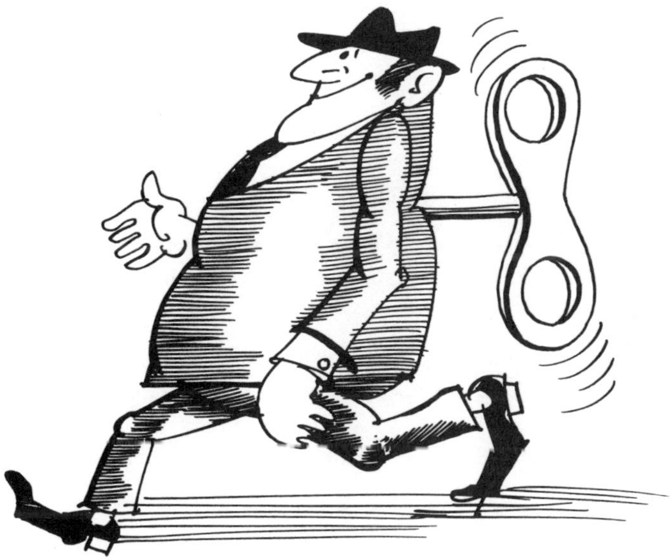

Kennzeichen von Nierenleiden

- Erkrankungen des Harnapparates kündigen sich in erster Linie an durch Verfärbung des Urins, Brennen in der Harnröhre mit stetigem Harndrang und häufigem Wasserlassen.
- Bei weiterem Fortschreiten der Krankheit stellen sich Druck- oder auch Klopfschmerz (manchmal beides) in der Nierengegend, Kopfschmerzen und Sehstörungen ein.
- Warnzeichen sind auch Wasseransammlungen (Ödeme) im Gesicht und in den Beinen.
- Sie sollten rechtzeitig einen Arzt aufsuchen, damit Komplikationen verhindert werden können.

Nierenentzündung

- Sie muss umgehend ärztlich behandelt werden, damit es nicht zu Komplikationen wie der Nierenbeckenentzündung. Stimmen Sie eine etwaige Zusatzbehandlung mit dem Arzt ab.
- Trinken Sie Heidekrauttee: 15 g der blühenden Pflanze 15 Minuten in ½ Liter Wasser kochen, etwas ziehen lassen und abseihen. Trinken Sie diese Menge über den Tag verteilt.
- Nützlich ist auch eine Mischung aus je 10 g Hauhechel und zerdrückten Wacholderbeeren, je 15 g Ackerschachtelhalm und Birkenblättern sowie 20 g Bärlappsamen. 1 Esslöffel mit ½ Liter Wasser aufkochen, 15 Minuten ziehen lassen und abseihen. In drei Portionen tagsüber möglichst warm trinken.
- Mischen Sie je zur Hälfte Queckenwurzeln und aufrechtes Glaskraut. 2 Esslöffel davon fünf Minuten in ¾ Liter Weißwein kochen, abseihen. Davon trinken Sie täglich dreimal je eine kleine Tasse.

Nierensteine

- Nierensteine oder Nephrolithen sind Ablagerungen (Harnsteine) in den Nierengängen oder ableitenden Harnwegen und werden auch als Ureter- und Blasensteine bezeichnet. Eine Ansammlung von vielen kleinen Nierensteinen wird auch „Nierengries“ genannt. Der medizinische Fachausdruck für die Nierensteinkrankheit ist Nephrolithiasis.
- Die einfachste und wirkungsvollste Art, das Neubildungsrisiko von Steinen zu vermindern, ist die Verdünnung des Urin durch Erhöhung der täglichen Flüssigkeitsaufnahme (Mineralwasser, Tee, ...). Es sollten 2,5 l Urin täglich ausgeschieden werden.
- Personen, die einen Hang zur Bildung von Kalziumoxalatsteinen haben, sollten folgende, oxalatreiche Nahrungsmittel reduzieren: Rüben, Schokolade, Kaffee, Cola, Nüsse, Rhabarber, Spinat, Erdbeeren, Tee, Weizenkleie.
- Als Tee, der bei einer Kolik lindernd wirkt, wird eine Mischung aus Kamille, Melisse, Baldrian und Ritterklee zu gleichen Teilen empfohlen. 1 Esslöffel davon mit ¼ Liter kochendem Wasser überbrühen, 12 Minuten ziehen lassen und abseihen. Möglichst warm trinken.
- Überbrühen Sie eine Mischung aus je 15 g Senfsamen, Hopfendolden und Angelikawurzeln sowie 20 g Petersilienwurzeln mit ½ Liter kochendem Wasser. 10 Minuten ziehen lassen, abseihen und täglich 3–4 Tassen warm trinken.
- Oder machen Sie eine Gänseblümchenkur: 20 g Blüten und Blätter mit ½ Liter kochendem Wasser überbrühen, etwas ziehen lassen und abseihen. Trinken Sie diese Menge über den Tag verteilt und halten Sie die Kur drei Wochen lang durch. Dann für weitere drei Wochen aussetzen.

Störungen der Harnausscheidung

- Die Naturheilkunde kennt zahlreiche Tees, die harntreibend wirken. Sie sollten sie nur in Abstimmung mit Ihrem Arzt anwenden. Harnverhalten und

Infektionen der ableitenden Harnwege dürfen nicht selbständig behandelt werden.

- Ein berühmtes Mittel, die Harnabsonderung zu beschleunigen, ist Spargeltee: Kochen Sie 25 g Spargelwurzeln 10 Minuten lang in ½ Liter Wasser. Abseihen und im Laufe des Tages schluckweise trinken.
- Harntreibend wirkt auch Olivenbaumtee: 15 g Olivenbaumblätter 10 Minuten lang in ½ Liter Wasser kochen, 15 Minuten ziehen lassen und abseihen. Vor jeder Hauptmahlzeit eine Tasse sehr heiß trinken.
- Essen Sie hin und wieder Porreesuppe.
- Ergänzen Sie Ihre Hauptmahlzeit mit frisch bereitetem Selleriesalat.

Blasenentzündung

- Zystitis. In fast allen Fällen besteht eine von außen durch die Harnröhre aufsteigende Entzündung der Blasenschleimhaut mit Bakterien. Nur selten geht sie von den Nieren (bei Tuberkulose) oder von einer Blutvergiftung aus. Vorkommen: überwiegend bei Frauen wegen der kurzen, für Erreger leicht zugänglichen Harnröhre, bei Patienten mit Blasenkathetern, bei Abwehrschwäche, nach Verletzungen, häufig in Krankenhäusern.
- Die Entzündung muss ärztlich untersucht und behandelt werden. Sie können aber unterstützend einiges tun, um die Beschwerden zu lindern und den Krankheitsverlauf in leichten Fällen abzukürzen.
- Sorgen Sie für warme Kleidung – in ernsteren Fällen wird Sie der Arzt ins Bett schicken.
- Achten Sie darauf, dass Sie immer warme Füße haben. Wenn das nicht der Fall ist, sollten Sie Wechselfußbäder nehmen.
- Tee mit harntreibender und desinfizierender Wirkung lässt sich zubereiten aus Heidelbeerblättern, Preiselbeeren (ganze Pflanze), Heidekrautspitzen, Maiskolbenhaaren oder Portulakblättern.

- Auch Ackerschachtelhalm kommt in Frage: 1 Esslöffel des Krauts mit ½ Liter kaltem Wasser aufsetzen, zum Kochen bringen, 5 Minuten ziehen lassen und abseihen. Zwei- bis dreimal täglich eine Tasse möglichst warm trinken.
- Hilfreich ist auch dieser Tee: Je einen Teil Liebstöckelwurzel und Petersiliensamen mit 2 Teilen Bärentraubenblättern mischen. 1 Teelöffel davon mit ¼ Liter Wasser aufkochen, 10 Minuten ziehen lassen und abseihen. Zweimal täglich je eine Tasse, frisch zubereitet.

Blasenschwäche

- Ein Blasenkatarrh kann zur Blasenschwäche (Inkontinenz), auch Harnträufeln genannt, führen. Sie kann aber auch angeboren oder Folge einer Rückenmarkserkrankung sein.
- Ergänzend zur ärztlichen Behandlung empfehlen sich Tees aus Johanniskraut, Bärentraubenblättern oder Schafgarbe (jeweils 1 Esslöffel mit ¼ Liter kochendem Wasser überbrühen, 10 Minuten ziehen lassen und abseihen).
- Äußerlich sind Kompressen mit einem Absud von Ackerschachtelhalm hilfreich, ebenso Wechselsitzbäder.

Bettnässen

- Vor allem bei Kindern stellt sich dieses Leiden ein, bei dem die nächtliche Harnentleerung erfolgt, ohne dass sie dem Bettnässer zum Bewusstsein kommt.
- Bettnässen ist oft nicht organisch, sondern seelisch bedingt. Kinderarzt und Psychiater müssen in diesem Fall gemeinsam mit den Eltern versuchen, die Ursache herauszufinden.
- Allgemein zu empfehlen ist die genaue Einhaltung von Essens- und Schlafenszeiten und einer Mittagsruhe. Reizschwache, salzarme Kost bevorzugen.

- Hilfreich ist das Führen eines Kalenders mit Eintragung der trockenen Nächte. Diese Protokolle (z.B. mit Sonne und Regen) sind bei kleineren Kindern sehr beliebt und erhöhen die Aufmerksamkeit auf den zu machenden Lernschritt. Dieses System hat aber nur dann einen Sinn, wenn das Kind in etwa genauso oft trocken wie nass ist. Von einer bestrafenden oder bloßstellenden Anwendung muss jedoch strikt abgeraten werden.

- Eltern können ihr Kind beim Trockenwerden unterstützen: Für das Kind sollten die ersten Erfahrungen mit Topf oder Toilette nicht unangenehm sein; Dauersitzungen, Kälte oder ein wackliger Topf können dazu führen. Darüber hinaus empfiehlt sich, dass das Kind den Zeitpunkt für die erste Topferfahrung selbst bestimmen darf. Hierbei hilft, wenn es bei anderen Familienmitgliedern bereits gesehen hat, was es auf der Toilette soll.

- Kinder werden im Sommer leichter trocken als im Winter, weil sie bei Wärme die Schließmuskeln besser kontrollieren können als bei Kälte.

- Ebenso ist Schimpfen keine Lösung das Problem Einnässen zu verhindern.

- Eine weitere, oft bei den Eltern verbreitete Behandlungsmethode ist die Einschränkung der Flüssigkeitszufuhr am Abend. Dabei sollte allerdings bedacht werden, dass das Kind so schwer lernen kann nachts auf die Toilette zu gehen, da ja kein, oder kaum Urin in der Blase vorhanden ist. Eine untrainierte Blase kann die Folge sein.

- Auch Wecken des Kindes in der Nacht wird oft praktiziert, dabei ist es aber wichtig systematisch vorzugehen und so die Wahrnehmung vom Harndrang zu verbessern und die Motivation des Kindes durch kleine Erfolgserlebnisse zu steigern.

- Als Teekräuter sind Wermut, Eichenrinde, Johanniskraut, Schlangenknöterich und Bärentraube geeignet (nicht nach 16 Uhr, täglich zwei Tassen).

- Als Kräutermischung können Sie zu gleichen Teilen Goldrute, Johanniskraut und Tormentillwurzeln verwenden. 1 Teelöffel mit 1/8 Liter Wasser aufkochen, etwas ziehen lassen und abseihen.

Gelbsucht

- Der Ikterus, auch Gelbsucht genannt, ist ein Symptom, welches bei mehreren unterschiedlichen Erkrankungen auftreten kann. Er beschreibt eine Gelbfärbung von Haut, Schleimhäuten sowie der Lederhaut des Auges durch eine erhöhte Konzentration von Bilirubin.
- Der Arzt muss die Ursache (z. B. Gallenstauung, Leberschaden) ermitteln und behandeln.
- Nach einem oder mehreren Fastentagen wird im allgemeinen Diät mit Rohkost, Säften und reichlich Milch verordnet. Verzicht auf tierische Fette, scharfe Gewürze, Genussmittel, Medikamente.
- Täglich mehrere Tassen Kräutertee trinken. In Frage kommen Pfefferminze, Mariendistel, Löwenzahn, Odermennig, Schöllkraut und Gartenkerbel.
- Als Teemischung wird empfohlen zu gleichen Teilen Johanniskraut, Pfefferminze, Ehrenpreis, Wermut, Rosmarin und Kamille. 1–2 Esslöffel davon mit ¼ Liter kaltem Wasser aufkochen, 10 Minuten ziehen lassen, ohne Zucker tagsüber trinken.
- Zur Milderung des oft (durch den Übertritt von Gallensäuren ins Blut) auftretenden Juckreizes können Sie den Körper mit Essig- oder Zitronenwasser abwaschen.
- Heiße Kompressen auf die Lebergegend wirken unterstützend: Heublumen, Haferstroh, zerdrückte gekochte Kartoffeln.

Leberentzündung

- Der Leberentzündung (Hepatitis) können unterschiedliche Ursachen zugrunde liegen. Meist handelt es sich um eine Viruserkrankung, die der Arzt im Krankenhaus behandeln muss.
- Die Leberschutzkost besteht aus reichlich hochwertigem Eiweiß, mäßig Kohlenhydraten und wenig Fett. Alkohol ist strikt untersagt.

Leberschrumpfung

- Erste Anzeichen sind Unwohlsein, Übelkeit und Appetitlosigkeit, Leistungsschwäche und rasche Ermüdbarkeit.
- Dazu kommen Hautzeichen: Die Haut wird immer dünner und weniger elastisch (Geldscheinhaut), Daumenballen und Handteller röten sich, die Lippen verfärben sich lackrot, die Zunge nimmt Himbeerfarbe an, vor allem im Gesicht und über dem Brustbein bilden sich erweiterte kleine Blutgefäße von Strahlenkranzform (Lebersternchen).
- Diät, Medikamente und völliger Verzicht auf Alkohol sind die Mittel des Arztes zur Behandlung der Leberschrumpfung.
- Unterstützend schlägt die Naturheilkunde diese Kräutermischung vor: 10 g Walnuss-Fruchtschale, je 20 g Tüpfelfarnknollen, Faulbaumrinde und Seifenkrautwurzeln, 30 g Andorn. 2 Esslöffel davon mit ½ Liter Wasser überbrühen, 10 Minuten ziehen lassen und abseihen. Morgens nüchtern und abends je eine Tasse trinken.

Empfindliche Gallenblase

- Viele Menschen spüren die Gallenblase ihr Leben lang nicht, andere haben immer wieder mit „der Galle“ zu tun. Die folgenden Vorschläge haben sich als „galletreibend“ bewährt, sie kommen bei zu geringer Gallenblasentätigkeit in Betracht.
- Bereiten Sie einen Tee aus Beifuß, Artischockenblättern, Waldmeister, Erdrauch, Mariendistel oder Rosmarin.
- Ein berühmter Gallentee besteht aus 5 g Wermutblättern sowie je 10 g Birkenblättern, Ginsterblüten und Ackerschachtelhalm. Diese Menge 15 Minuten in ½ Liter Wasser kochen, abseihen. Vor jeder Mahlzeit eine Tasse warm trinken.
- Auch eine Mischung aus Schafgarbe, Stiefmütterchen, Benediktenkraut und Faulbaumrinde zu gleichen Teilen hat sich bewährt. Setzen Sie einen

Esslöffel davon mit ¼ Liter kaltem Wasser an. Über Nacht ziehen lassen, aufkochen und abseihen. Tagsüber schluckweise trinken.

- Hier das Rezept für einen galletreibenden Spezialwein: 6 g Tausendgüldenkraut und 15 g Efeublätter mit ¾ Liter trockenem Weißwein aufkochen, eine halbe Stunde ziehen lassen, abseihen und in eine Flasche füllen. Täglich 1 großes Schnapsglas (4 cl) davon einnehmen, und zwar vier Wochen lang.

Gallenblasenentzündung

- Die Cholezystitis (Gallenblasenentzündung) bezeichnet eine Entzündung der Gallenblase, die in den meisten Fällen (90–95%) durch Gallensteine verursacht wird.
- Schmerzen im rechten Oberbauch, Gelbsucht und Fieber, auch mit Schüttelfrost, können auf eine Gallenblasenentzündung hindeuten, die unbedingt ärztlich behandelt werden muss.
- Unterstützend sollten Sie morgens auf nüchternen Magen ein Glas Rettichsaft trinken. Auch ein mit Joghurt angemachter Rettichsalat zeigt gute Wirkung.
- Verzichten Sie auf Fettes und Geräuchertes, außerdem auf Reiz- und Genussmittel (Kaffee, Tee, Alkohol) und schwerverdauliche Zutaten wie Kohl und Hülsenfrüchte.
- Als Tee kommt eine Mischung zu gleichen Teilen aus Quecke, Artischockenblättern und Andorn in Frage. Überbrühen Sie zwei Esslöffel davon mit ½ Liter kochendem Wasser. 10 Minuten ziehen lassen, abseihen und zwischen den Mahlzeiten je eine Tasse trinken.
- Eine andere Kräutermischung: 10 g Faulbaumrinde, je 15 g Eibischwurzeln und Kamille sowie 25 g Löwenzahnwurzeln 24 Stunden in ½ Liter kaltem Wasser ziehen lassen, abseihen. Dreimal täglich zwischen den Mahlzeiten eine Tasse trinken.

Gallensteine

- Ein Gallenstein ist ein festes, kristallisiertes Ausfallprodukt der Galle (Gallenflüssigkeit). Gallensteine entstehen durch ein Ungleichgewicht löslicher Stoffe in der Galle. Allgemein wird das Vorhandensein eines Gallensteins als Gallensteinleiden bezeichnet. Findet sich der Gallenstein in der Gallenblase, so spricht man von einem Gallenblasenstein(leiden); findet er sich im Gallengang (Ductus choledochus), so spricht man von einem Gallengangsstein(leiden). Gallensteine sind häufig und verursachen oft gar keine Beschwerden. Wenn Gallensteine sich einklemmen und den Abfluss der Galle behindern, kann es allerdings zu heftigen Koliken und Entzündungen (Cholezystitis) kommen. Mit Gallensteinen verwandt ist der Gallengries.
- Vorbeugend sollten Sie sich an eine Kost halten, die wenig tierische Fette, Gebratenes, Geräuchertes, blähendes Gemüse und gar keinen Alkohol enthält.
- Gallensteinaustreibend wirkt vor allem die Olivenölkur. Nehmen Sie 14 Tage lang morgens und abends je einen Esslöffel kaltgeschlagenes Olivenöl ein.
- Versuchen Sie es mit einem Leberblümchenaufguss: 15 g der getrockneten Pflanze mit ½ Liter kochendem Wasser übergießen, 10 Minuten ziehen lassen und abseihen. Täglich zwei Tassen davon trinken.
- Omas Rezeptbuch empfiehlt eine Teemischung aus Benediktenkraut, Malvenblüten, Ringelblumenblüten, Stiefmütterchen, Faulbaumrinde und Schafgarbe zu gleichen Teilen. 1 Esslöffel davon mit ¼ Liter kochendem Wasser überbrühen, 10 Minuten ziehen lassen und abseihen. 2 Tassen täglich.
- Ein anderes Rezept geht von dieser Mischung aus: je 10 g Süßholz, Anissamen und Koriandersamen mit 50 g entkernten Rosinen mischen, in einem Mörser zerstoßen, mit einem Liter Kornschnaps übergossen eine Woche stehen lassen. Filtrieren und in eine Flasche füllen. Täglich morgens und abends ein Schnapsglas (2 cl) davon trinken.

Tipps für die Sexualorgane

Was Sie bei Beschwerden tun können, die den männlichen oder weiblichen Sexualapparat betreffen, ist hier mit vielen guten Ratschlägen zusammengestellt

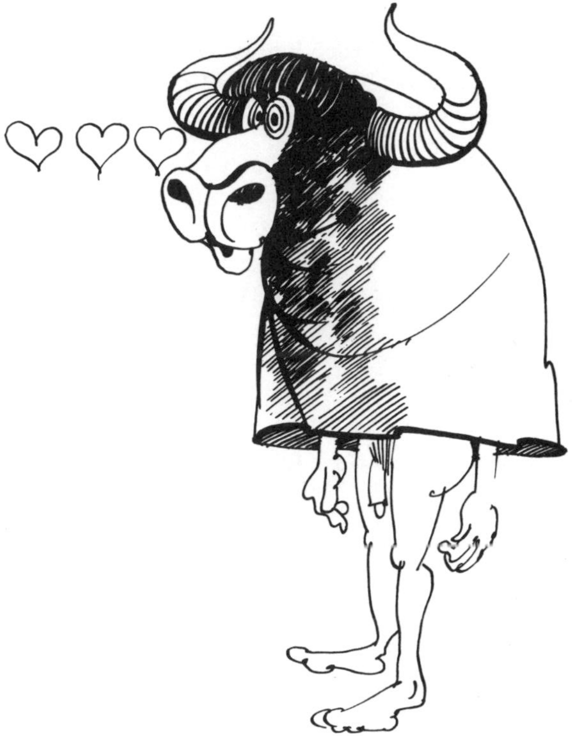

Prostata-Entzündung

- Unter Prostatitis ist im engeren Sinne die Entzündung der Vorsteherdrüse (Prostata) zu verstehen. In der Medizin hat sich ein erweiterter Begriff etabliert, gemäß dem „Prostatitis" ein Syndrom aus verschiedenartigen Beschwerden im Urogenitalsystem sowie im Bereich des Beckenbodens und des Afters ist.
- Unterstützend zur ärztlichen Behandlung der Prostata-Entzündung empfiehlt die Naturheilkunde Tee aus Bärentraubenblättern, Ackerschachtelhalm oder Wacholderbeeren.
- Eine Teemischung aus je 2 Teilen Eibisch und Quendel sowie je 3 Teilen Anserine und Bärentraubenblättern lindert Beschwerden: 1 Esslöffel mit ½ Liter kochendem Wasser überbrühen, ziehen lassen und abseihen. Täglich 2–3 Tassen trinken.
- Nehmen Sie ein aufsteigendes Bad mit Ackerschachtelhalm-Extrakt: 100 g der Pflanze mit zwei Liter kochendem Wasser überbrühen, 15 Minuten ziehen lassen, abseihen und die Mixtur ins Badewasser gießen. Wassertemperatur in 15–20 Minuten von 35 auf 42 Grad Celsius ansteigen lassen.

Prostata-Vergrößerung

- In leichteren Fällen können Sie bei dieser Alterskrankheit, die stets ärztlich behandelt werden sollte, einiges zur Unterstützung unternehmen.
- Bereiten Sie Tee aus Bruchkraut, Bärentraubenblättern, Leinsamen oder Liebstöckelwurzeln. Jeweils 1 Esslöffel mit ½ Liter Wasser überbrühen, 15 Minuten ziehen lassen. Mehrmals täglich eine Tasse trinken.
- Mischen Sie je 30 g Faulbaum-, Bärentrauben- und Brennnesselblätter sowie Ackerschachtelhalmästchen mit 50 g Queckenknollen. 1–2 Esslöffel davon mit ½ Liter Wasser aufkochen, 10 Minuten bei schwacher Hitze ziehen lassen und abseihen. 3–4 Tassen täglich zwischen den Mahlzeiten trinken.

- Achten Sie darauf, dass Sie keine kalten Füße bekommen – und sorgen Sie für regelmäßigen Stuhlgang.
- Verzichten Sie auf Alkoholgenuss.
- Warme Sitzbäder sind zu empfehlen.

Impotenz

- Impotenz (lat. Unfähigkeit – als Gegensatz zur Potenz „Kraft", „Vermögen zu etwas", insbesondere „Manneskraft") bezeichnet im allgemeinen deutschen Sprachgebrauch die Unfähigkeit von Männern, eine Erektion zu bekommen und zu halten.
- In den meisten Fällen ist die Unfähigkeit, den Sexualakt zu vollziehen, auf psychische Ursachen zurückzuführen
- Essen Sie Weizenkeime – sie enthalten Stoffe, die die Hormonproduktion anregen können.
- Versuchen Sie es mit einem Pfefferminzaufguss: 10 g blühende Sprossspitzen mit ½ Liter kochendem Wasser überbrühen, fünf Minuten ziehen lassen und abseihen. Eine Tasse täglich trinken.
- Einen guten Namen hat Fenchelwein: 75 g Körner von wildem Fenchel drei Wochen lang in ¾ Liter Sherry oder Portwein ziehen lassen, hin und wieder schütteln. Filtrieren und nach dem Abendessen täglich ein Südweinglas voll trinken.
- Essen Sie, was als besonders anregend gilt: Spargel, Sellerie, Knoblauch, Zwiebeln, Mandeln, Haselnüsse, Austern, Kaviar, Trüffeln.

Ausfluss

- Flüssige Absonderung aus den weiblichen Geschlechtsorganen (Fluor genitalis), der Begriff wird auch in Bezug auf die Nase und die männliche Harnröhre verwendet.

- Ausfluss kann verschiedene Ursachen haben. Allgemein spricht eitrig-gelber bis grün-grauer Ausfluss für eine Entzündung, und bei blutigem Ausfluss ohne weitere Beschwerden muss an einen Tumor gedacht werden.
- Bei Ausfluss aus der männlichen Harnröhre liegt häufig eine Geschlechtskrankheit (Gonorrhö) oder eine Prostatitis vor.
- Ausfluss bei der Frau ist abhängig vom Menstruationszyklus in geringer Menge normal (z.B. abgeschilferte Zellen). Andere häufige Ursachen sind Infektionen mit Trichomonaden oder Pilzen (Candida albicans).

Eileiterentzündung

- Eine Eileiterentzündung (Salpingitis) ist eine bakterielle Entzündung der Eileiter, überwiegend ausgelöst durch ein Hochwandern der Erreger von der Scheide durch die Gebärmutter in die Eileiter. Besonders häufig kommt es zur Eileiterentzündung bei offenem Muttermund, also während der Menstruation und nach einer Geburt. Sie geht einher mit Fieber und starken Schmerzen im Unterbauch.
- Behandlung: Wärme, Antibiotika, eventuell Cortisol.

Menstruationsbeschwerden

- Wenn die Periode Unterleibsschmerzen hervorruft, hilft oft die Anwendung der Antibabypille.
- Schnelle Wirkung zeigt auch Wärmeanwendung: Legen Sie sich in die Badewanne oder verwenden Sie ein Heizkissen.
- Auch warme Umschläge auf den Leib, Fuß- und Sitzbäder können lindernd wirken.
- Mischen Sie sich einen Tee aus Kamille, Quendel und Thymian zu gleichen Teilen. 1 Esslöffel mit ¼ Liter kochendem Wasser überbrühen, 10 Minuten ziehen lassen und abseihen. Abends eine Tasse voll trinken.

- Eine andere Rezeptur schlägt eine Mischung aus je 1 Teil Rosmarin und Ackerschachtelhalm sowie je 2 Teilen Hirtentäschel und Schafgarbe vor. 1 Esslöffel mit ¼ Liter Wasser aufkochen, kurz ziehen lassen und abseihen. Tagesmenge je nach ärztlicher Verordnung bis zu drei Tassen.

Fehlen oder Ausbleiben der monatlichen Menstruation

- Die Amenorrhoe ist normal bei Mädchen bis zum 15. Lebensjahr, bei Frauen in und nach den Wechseljahren (Klimakterium) und in der Schwangerschaft und Stillperiode. Darüber hinaus ist die Amenorrhoe immer Symptom einer Krankheit, wobei es verschiedene Ursachen gibt: Missbildungen, Tumore oder Entzündungen an Gebärmutter, Eierstöcken oder Eileitern, Hormonstörungen, seelische Ursachen. Die gynäkologische Untersuchung mit Bestimmung der Geschlechtshormone gibt ersten Aufschluss über die Ursache.
- Trat noch nie eine Menstruation auf, besteht eine primäre Amenorrhoe. Bei längerem Ausbleiben der Menstruation wird dagegen von einer sekundären Amenorrhoe gesprochen.
- Die Behandlung richtet sich nach dem Grundleiden.

Zu schwache oder aussetzende Regel

- Unternehmen Sie selbst nichts ohne Zustimmung des Frauenarztes.
- Bei zu geringer Blutung kommen Tees aus Andorn, Beifuß, Fieberklee, Kreuzkraut, Kümmel, Liebstöckel, Ringelblume, Schafgarbe, Thymian oder Wermut in Frage.
- Sie können sich auch einen Spezialtee mischen. Er besteht aus 1 g Safran, je 5 g Petersilie, Goldraute und Wermut, je 10 g Kamille und Ringelblume, je 15 g Frauenmantel und Rosmarin. 1 Esslöffel der Mischung mit ¼ Liter kaltem Wasser ansetzen, über Nacht ziehen lassen, kurz aufkochen, nochmals 10 Minuten ziehen lassen und abseihen. Eine Woche vor dem Termin der Periode trinken, dreimal täglich eine Tasse.

- Bei ausbleibender Regel können Sie, wenn der Frauenarzt eine harmlose Störung diagnostiziert hat, eine Woche vor dem Termin der Periode auch einen Tee aus Estragon trinken: 25 g der getrockneten Pflanze mit ½ Liter kochendem Wasser überbrühen, 10 Minuten ziehen lassen und abseihen. Zwei Tassen täglich.

Zu starke oder zu häufige Regel

- Ein Tee aus 20 g Brombeerblättern, je 40 g Ackerschachtelhalm und Hirtentäschel hilft in leichteren Fällen. Kochen Sie zwei Esslöffel der Mischung mit einem halben Liter Wasser auf und seihen sie ab. Stündlich bis zur Normalisierung der Blutung einen Esslöffel einnehmen.
- Noch eine andere Teemischung: 5 g Taubnessel, je 15 g Gänseblümchen und Schafgarbe sowie je 25 g Hirtentäschel, Mistel und Johanniskraut mischen. 1 Esslöffel davon mit ½ Liter kochendem Wasser überbrühen, 10 Minuten ziehen lassen und abseihen. Täglich eine Tasse trinken.
- Legen Sie bei zu starker Blutung ein in Essigwasser getränktes Tuch auf den Unterleib.

Gebärmutterentzündung

- Unterstützen Sie die ärztlichen Maßnahmen bei Gebärmutterentzündung oder -katarrh durch Tee aus Ackerschachtelhalm, Kreuzkraut oder Hirtentäschel.
- Verwenden Sie eine Abkochung von Ackerschachtelhalm als Beigabe zu einem Sitzbad.

Verhalten während der Schwangerschaft

- Nehmen Sie während der Schwangerschaft kein Medikament ein, das Ihnen der Arzt nicht ausdrücklich verschrieben hat. Vor allem in den ersten drei Monaten ist das heranwachsende Kind stark gefährdet.

- Verzichten Sie auf das Rauchen – das Kind im Mutterleib raucht mit, es kann untergewichtig oder zu früh zur Welt kommen. Stellen Sie auch den Alkoholkonsum ein.
- Tritt eines der folgenden Symptome während der Schwangerschaft auf, sollten Sie umgehend Ihren Arzt aufsuchen: Starkes Erbrechen, Schwindel, Kopfschmerzen, Sehstörungen, deutliches Anschwellen der Beine, Schmerzen im Nierenbereich, Blutungen, Fruchtwasserabgang, vorzeitige Wehen.

Schwangerschaftsbeschwerden

- Bei leichteren Beschwerden hilft ein harmloser Tee, bei stärkeren sollten Sie Ihren Arzt konsultieren.
- Kochen Sie 10 g Sauerdorn zwei Minuten in ½ Liter Wasser. Kurz ziehen lassen und abseihen. Bei Bedarf eine bis zwei Tassen davon trinken.
- Oder versuchen Sie es mit einem Melissenaufguss: 10 g der getrockneten Pflanze mit ½ Liter kochendem Wasser überbrühen, 12 Minuten ziehen lassen und abseihen. Eine bis zwei Tassen pro Tag.

Zu schwache Milchbildung

- Zur Förderung der Milchbildung kann die stillende Mutter außer einer allgemeinen Kräftigung und Erholung einiges tun, was die Kräuterapotheke vorschlägt.
- Überbrühen Sie 10 g Gerstenmalz mit ½ Liter kochendem Wasser. 10 Minuten ziehen lassen, abseihen und täglich 2-3 Tassen davon trinken.
- Gute Wirkung versprechen Gewürztees aus Dillsamen (25 g mit ½ Liter kochendem Wasser überbrühen), Anis- oder Kümmelsamen (gleiche Zubereitung) oder wildem Fenchel (15 g Samen mit ½ Liter kochendem Wasser überbrühen).
- Essen Sie hin und wieder gekochte Linsen.

- Essen Sie eiweißreich (Milch, Quark), vitamin- und mineralstoffreich (frische Früchte, Gemüse).

Zu starke Milchbildung

- Überschüssige Milch regelmäßig abpumpen.
- Trinken Sie Tee aus Salbei oder Walnussblättern (auch gemischt aus beiden Kräutern): 10 g Blätter mit ½ Liter Wasser überbrühen, ziehen lassen und abseihen. Täglich drei Tassen trinken.
- Zerstoßen Sie frische Blätter von Kerbel, Schwarzerle, beliebigen Minzesorten, Petersilie oder Vogelmiere und machen Sie damit Breiumschläge auf die Brüste.

Brustdrüsenentzündung

- Während der Stillzeit kommt es bei manchen Frauen nach Verletzungen der Brustdrüse und Eindringen von Krankheitserregern in Verbindung mit einer Milchstauung zu dieser häufigen Erkrankung, die umgehende ärztliche Hilfe verlangt.
- Vorbeugend Brustwarzen während der Schwangerschaft durch kalte Waschungen abhärten.
- Während der Stillzeit Brüste nach dem Stillen mit abgekochtem Wasser reinigen, Hände vor jeder Berührung der Brust waschen.
- Machen Sie heiße Auflagen aus Bockshornkleesamen. Auch Leinsamenbrei können Sie verwenden. Beide wirken der drohenden Eiterung entgegen.
- Als Tee wird eine Mischung aus Ringelblumenblüten, Johanniskraut und Holunderblüten zu gleichen Teilen empfohlen. 1 Esslöffel mit ¼ Liter kaltem Wasser aufsetzen, zum Kochen bringen und 10 Minuten ziehen lassen, dann abseihen. Schluckweise tagsüber trinken.

Schwangerschaftsstreifen

- Die meist rötlich gefärbten Hautstreifen, die sich später narbig verändern können, entstehen durch Überdehnen und Reißen von Unterhausgewebe während der Schwangerschaft.
- Vorbeugend hilft ein regelmäßiges Eincremen/ölen der Bauchregion im Verlauf der Schwangerschaft.
- Frauen mit deutlichem Übergewicht können stärker unter Schwangerschaftsstreifen zu leiden haben.
- Für die Nachbehandlung empfiehlt die Volksheilkunde Umschläge mit Frauenmantelabsud: 50 g Frauenmantel mit ½ Liter Wasser aufkochen, 10 Minuten bei schwacher Hitze ziehen lassen und abseihen. Kompressen damit tränken und auf die Schwangerschaftsstreifen legen.
- Auch Ackerschachtelhalm lässt sich für Kompressen verwenden: 20 g drei Minuten in ½ Liter Wasser kochen, erkalten lassen und abseihen.

Beschwerden der Wechseljahre

- Erleichtern Sie Ihrem Körper die Umstellung durch eine reizschwache, vitamin- und mineralstoffreiche Kost.
- Fördern Sie die Durchblutung mit täglichen Trockenmassagen (Bürste, Massageschwamm).
- Seien Sie sparsam mit Nikotin und Alkohol oder verzichten Sie besser ganz darauf.
- Nehmen Sie hin und wieder ein Vollbad mit Zusatz von Fichtennadel- oder Latschenkiefernöl.
- Nervöse Reizerscheinungen und Unruhe bekämpfen Sie mit Baldriantee: 10 g frische Wurzeln über Nacht in ¼ Liter kaltem Wasser ziehen lassen, abseihen und morgens auf nüchternen Magen eine Tasse davon trinken.

- Beruhigende Wirkung hat auch Schwarznesseltee: 15 g der Pflanze mit ½ Liter kochendem Wasser übergießen, etwas ziehen lassen und abseihen. Zwei Tassen täglich.
- Sie können es auch mit dieser Mischung versuchen, die ebenfalls die Nerven besänftigt: je 10 g Arnikablüten und Baldrianwurzel, je 40 g Rauten- und Rosmarinblätter. 2 Esslöffel davon mit ½ Liter Wasser aufkochen, fünf Minuten ziehen lassen und abseihen. Tagsüber bis zu zwei Tassen trinken.
- Wallungen und Herzklopfen können Sie mit Salbeitee bekämpfen: 10 g Blüten und Blätter mit ½ Liter kochendem Wasser aufbrühen, 12 Minuten ziehen lassen und abseihen. Täglich drei Tassen trinken.
- Die „fliegende Hitze“ spricht auch auf eine Teemischung aus 5 g Enzianwurzel, 15 g Pomeranzen, 15 g Hirtentäschel und 20 g Schafgarbe an. 1 Esslöffel davon mit ¼ Liter kochendem Wasser überbrühen, kurz ziehen lassen und abseihen. 2-3 Tassen täglich.

DAS KLEINE SCHÖNHEITSBREVIER

Was man tun kann – und was man lassen sollte, wenn es um die Pflege von Haut und Haaren und die sanfte Korrektur kleiner Schönheitsfehler geht.

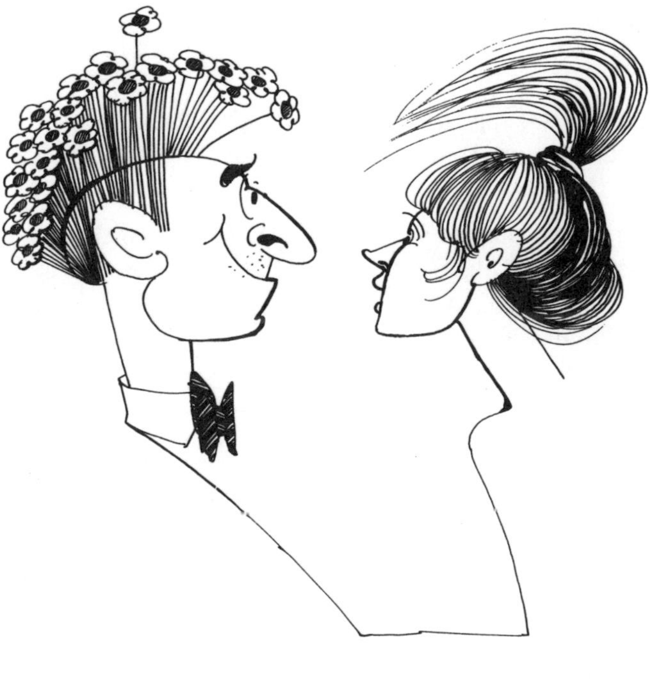

Reinigung der Haut

- Verwenden Sie frischen Brunnenkressesaft, um die Haut schonend und wirkungsvoll zu reinigen.
- Bewährt hat sich auch ein Schwarzwurzelabsud: 25 g fein geschnittene Wurzeln 30 Minuten in ½ Liter Wasser kochen, abseihen, abgekühlt verwenden.
- Übergießen Sie 75 g getrocknete Rosenblätter mit ½ Liter kochendem Wasser, lassen Sie die Mixtur eine Stunde lang ziehen und seihen Sie ab.

Badezusätze, die der Haut gut tun

- Kiefernnadeln sollen erfrischend und nervenstärkend wirken.
- Kleiebäder glätten die Haut. Dazu füllen Sie ein Mullsäckchen mit Weizenkleie (oder Haferflocken) und hängen es unter den geöffneten Heißwasserhahn.
- Kräuter werden aufgebrüht oder gekocht, dann durch ein Sieb gegeben. Von dem starken Aufguss geben Sie nach Bedarf etwas ins Badewasser. In Frage kommen dazu Kamille, Schafgarbe, Salbei, Lavendel, Pfefferminze, Rosmarin, Arnika, Fenchel und Heublumen. Solche Bäder sind im Allgemeinen beruhigend und wirken der Hauterschlaffung entgegen.
- Essigbäder (½ l auf 1 Vollbad) wirken verkleinernd auf zu große Hautporen ein.
- Eichenrinde (Extrakt aus ¾ l Wasser und 1 Handvoll Rinde Kochen) ist bei geröteter Haut, bei Erfrierungen und bei Haut, die zu Ekzemen neigt, zu empfehlen. Soviel hineingeben, dass das Badewasser hell nussbraun aussieht.
- Mischen Sie 400 g Alaun mit 200 g Natron und parfümieren Sie das selbsthergestellte Badesalz mit etwas Fichtennadelöl.

Sonnenbrand

- Wenn alle guten Ratschläge, die Sonnenbestrahlung vernünftig zu dosieren, nichts gefruchtet haben, können Sie nur noch versuchen, die Hautverbrennung durch die Sonne abzumildern.
- Legen Sie rohe Kartoffelscheiben auf die schmerzenden Stellen.
- Auch frische Efeublätter, auf die Haut gelegt, wirken lindernd.
- Mischen Sie Quark mit Wasser oder Joghurt und bestreichen Sie die verbrannten Stellen damit.
- Andere versuchen es mit Leintüchern, die mit verdünntem Essig oder schwarzem Tee befeuchtet wurden.

Sommersprossen

- Die von Sonnenstrahlen verursachten Hautflecken sind nicht zum Verschwinden zu bringen, man kann sie aber abschwächen.
- Betupfen Sie die Pigmentflecken zweimal täglich mit frischem Birkensaft.
- Oder versuchen Sie, den Sommersprossen mit frischem Saft von Brunnenkresse, Petersilie oder Löwenzahn zu Leibe zu rücken.
- Halbieren Sie eine Zitrone und drücken Sie das Fruchtfleisch auf die sommersprossige Haut. Den Saft auf der Haut trocknen lassen. Bei sehr empfindlicher Haut sollten Sie dies Rezept erst einmal an einer kleinen Hautstelle ausprobieren.
- Legen Sie eine Maske aus reifen, zerdrückten roten Johannisbeeren auf. Nach einer halben Stunde mit warmem Wasser abwaschen.
- Schützen Sie gebleichte Gesichtshaut immer durch eine Lichtschutzcreme, bevor Sie in die Sonne gehen.

Das Gesicht jung erhalten

- Die Gesichtshaut lässt sich (wie jede Haut) nicht verjüngern. Sie altert bei jedem Menschen. Nur das Tempo ist unterschiedlich.
- Starke Gewichtsschwankungen im Laufe des Lebens lassen die Haut schneller altern, ebenso eine schlechte Durchblutung (etwa durch starkes Rauchen) oder häufige Sonnenbrände.
- Denken Sie bei aller Kosmetik daran, dass sich die Haut grundsätzlich nicht von außen »ernähren« oder »erneuern« lässt. Das liegt an der Abschirmungsfunktion der Oberhaut.
- Versuchen Sie, mit einem Minimum bewährter kosmetischer Zubereitungen auszukommen. Ein Zuviel ist bei der Haut schädlicher als ein Zuwenig.

Gesichtsfarbe verbessern

- Eine fahle Gesichtshaut kann ein Zeichen schlechter Durchblutung sein, sie kann aber auch auf bestimmte Krankheiten hindeuten, mit denen sich der Arzt befassen muss.
- Unterstützend können Sie etwas zur Blutreinigung tun: Trinken Sie drei Wochen lang täglich drei Tassen Sellerietee (15 g Wurzeln 10 Minuten in ½Liter Wasser kochen, abseihen).
- Oder versuchen Sie es mit einem Borretschaufguss: 10 g Borretschblüten mit ½ Liter Wasser überbrühen, 15 Minuten ziehen lassen. Anwendung wie beim Sellerietee.
- Für die äußerliche Anwendung eignet sich Salbeitinktur: 15 g Salbei in ¼ Liter Kölnisch Wasser geben, gut verschlossen 4-5 Wochen ziehen lassen, filtrieren. Die Gesichtshaut hin und wieder damit erfrischen.

Rezepte für Gesichtspackungen

- 1 Eigelb mit 1 Teelöffel Öl und 5 Tropfen Zitronensaft verrühren, mit dem Pinsel auf Gesicht und Hals auftragen, 20 Minuten einwirken lassen, dann vorsichtig abwaschen, kalte Kompresse auflegen. Besonders für trockene Haut.
- 1 ganzes Ei kräftig verquirlen und auftragen, nach 15 Minuten lauwarm abwaschen, kalte Kompresse auflegen, anschließend Nährcreme einklopfen. Bei sehr trockener Haut nicht zu empfehlen.
- 1 gehäufter Esslöffel Heilerde mit 1 Teelöffel Honig und etwas frischem Gurken- oder Mohrrübensaft zu streichfähigem Brei verrühren, auftragen und antrocknen lassen. Mit Boraxwasser lauwarm abwaschen und Creme auftragen. Vor allem für fette, großporige Haut.
- Erdbeeren, Pfirsiche, Tomaten oder eine Melonenscheibe mit der Gabel zerdrücken, nach Belieben etwas Zitronensaft hineinrühren und/oder mit 1–2 Teelöffeln Hafermehl dicken. Auftragen, 15 Minuten einwirken lassen, kühl abwaschen. Wer zu roten Flecken in der Haut neigt, fettet das Gesicht vor dem Auftragen dünn ein.
- Joghurt mit dem Pinsel auf die gereinigte Haut auftragen, nach 15–20 Minuten mit lauwarmem Wasser abwaschen, mit Gesichtswasser nachtupfen. Soll die Gesichtszüge straffen.
- Frisch abgeschälte Gurkenschalen mit der Innenseite nebeneinander auf das Gesicht legen und mit den Händen andrücken. 20 Minuten einwirken lassen, das Gesicht dann nicht abwaschen. Gut für jede Haut.
- 100 g Sauerkraut auf dem Gesicht verteilen und leicht andrücken. Nach 15–20 Minuten mit kaltem Wasser abspülen. Fette Haut wird matt, heilsam für spröde und rissige Haut.
- 2 Mohrrüben verreiben, mit 1 Eigelb und 1 Esslöffel Kartoffelmehl vermengen und sofort auftragen. Nach 20 Minuten Einwirkung erst mit heißem, dann mit kaltem Wasser abwaschen. Für jede Haut geeignet.

- 3 Esslöffel frischen Quark mit 1 Esslöffel Bienenhonig verrühren und auftragen. 20 Minuten einwirken lassen, mit in Milch getauchter Watte abwischen. Reinigt und nährt auch empfindliche Haut.
- 1 Eiweiß steif schlagen, nach und nach das zerdrückte Fruchtfleisch einer halben Avocado, 1 Esslöffel Gurkensaft, 1 Esslöffel Kampferspiritus, gut 1 Esslöffel Speisestärke und soviel Talkumpuder dazugeben, dass ein weicher Brei entsteht. 20 Minuten einwirken lassen, abwischen und nachwaschen. Zur Hautstraffung.
- 1 Eiweiß schlagen, gründlich mit 10 g Mandelöl, 10 g Lebertran, 30 g Mandelpulver und soviel Speisestärke mischen, dass eine weiche Paste entsteht. Auftragen, 20 Minuten einwirken lassen, mit Watte abwischen und nachwaschen. Gegen Falten, auch vorbeugend.

Pflege der Fingernägel

- Reiben Sie zu weiche Fingernägel täglich mit Zitronensaft ein.
- Zusätzlich empfiehlt sich abends eine Massage mit einer Mischung aus Olivenöl und Zitronensaft.
- Brüchige Nägel sollten Sie vor dem Schlafengehen in heißem Eichenrindentee (1 Esslöffel auf ¼ Liter Wasser, aufkochen und abseihen) baden. Anschließend die Fingerspitzen mit Fettcreme behandeln.
- Glanzlose Fingernägel sollten Sie jeden Morgen mit einer Salbe massieren, die Sie aus 50 g Zitronensaft, 10 g Glyzerin und 1 g Benzoetinktur mischen.

Seien Sie gut zu Ihren Füßen

- Gegen müde Füße hilft ein warmes Fußbad. Geben Sie ein paar Esslöffel Salz oder Zitronensaft in das Badewasser.
- Füße so oft wie möglich hochlegen.

- Geschwollenen Füßen rückten schon unsere Urgroßmütter mit Umschlägen aus Kopfsalat-, Huflattich- oder Farnkrautblättern zu Leibe: Blätter auf die Füße legen und mit einem Mullverband festhalten. Sie können die frischen Blätter auch in die Schuhe legen.
- Kochen Sie folgende Kräuter 15 Minuten lang in drei Litern Wasser: 100 g Walnussblätter, je 50 g Eibischwurzeln, Malven- und Hauswurzblätter. Abseihen und den Saft von drei Zitronen dazugeben. Die Füße 20 Minuten darin baden – hilft gegen Schwellungen und Schmerzen.
- Innerlich wird bei geschwollenen Füßen ein Tee empfohlen, der zu gleichen Teilen aus Johannis- und Zinnkraut besteht. Überbrühen Sie einen Esslöffel davon mit ¼ Liter kochendem Wasser, lassen Sie den Tee zehn Minuten ziehen und seihen Sie ab.

Damit die Haare besser wachsen

- Reiben Sie den Haarboden mit frischem Brennnesselsaft ein.
- Oder verwenden Sie einen Thymianabsud als Haarwasser: 40 g in ½ Liter Wasser aufkochen, 15 Minuten bei schwacher Hitze ziehen lassen und abseihen.
- Nach demselben Rezept können Sie auch einen Schafgarbenabsud (25 g frische Blätter auf ½ Liter Wasser) bereiten.
- Auch die Eberraute liefert eine haarwuchsfördernde Lotion: Übergießen Sie 10 g trockene Blätter und blühende Sprossspitzen mit ½ Liter kochendem Wasser. Kurz ziehen lassen und abseihen.

Sprödes Haar

- Reiben Sie die Haare vor dem Schlafengehen mit einer Mixtur aus je 50 g Oliven-, Mandel- und Rizinusöl sowie 5 g Rosenöl ein. Ein Kopftuch darüber binden, am nächsten Morgen die Haare waschen.

- Kochen Sie 120 g Salbeiblätter 15 Minuten lang in ½ Liter Wasser. Lassen Sie die Mischung unter gelegentlichem Umrühren zwei Tage stehen. Dann filtrieren und 1/8 Liter Rum hineinmengen. Haare und Haarboden alle zwei Tage damit einreiben, um die Haare glänzender zu machen.

Lästige Haare entfernen

- Haare im Gesicht können Sie auszupfen oder von der Kosmetikerin entfernen lassen.
- Eine andere Möglichkeit: Gesichtshaare ein- bis zweimal täglich mit einer Mischung aus Rosenwasser und sechsprozentigem Wasserstoffsuperoxid (zu gleichen Teilen) betupfen. Die Härchen bleichen zuerst aus, dann brechen sie ab und fallen aus.
- Sie können Gesichtshaare auch mit einer Abkochung aus 50 g Weizenkleie und 20 g Klettenblättern (1 Liter Wasser, 20 Minuten kochen, abseihen) behandeln. Verwenden Sie den Absud einige Tage oder Wochen zu Abwaschungen, bis die Haare ausfallen. Wimpern und Augenbrauen nicht mit der Lösung behandeln!
- Auch Haare am übrigen Körper können Sie mit Rosenwasser und Wasserstoffsuperoxid behandeln.
- Besser wirkt folgendes Rezept: Haut im Bereich der Haare mit Oliven- und Leinöl zu gleichen Teilen bestreichen und etwa drei Millimeter dick mit geschmolzenem Bienenwachs (so heiß, wie Sie es vertragen können) überziehen. Das Wachs erkalten lassen – legen Sie ein eiswassergetränktes Tuch auf, damit es schneller geht. Die hart gewordene Wachsschicht mitsamt den Haaren abreißen. Weil das wehtut, sollten Sie immer nur eine kleinere Hautpartie behandeln.

Kopfschuppen

- Reiben Sie den Haarboden mit einem Kastaniensud ein: 30 g Edelkastanienblätter mit ½ Liter kochendem Wasser überbrühen, 10 Minuten ziehen lassen und abseihen.
- Oder kochen Sie 2 Esslöffel kleingeschnittene Brennnesselwurzeln mit ½ Liter kaltem Wasser auf und waschen Sie die Haare mit dem durchgesiebten Absud.
- Lassen Sie 30 g Veilchenblüten und -blätter 24 Stunden lang in ½ Liter kaltem Wasser ziehen. Die Mischung kurz aufkochen, durchseihen und die Haare damit waschen.
- Reiben Sie den Haarboden regelmäßig mit Franzbranntwein (oder mit einem verquirlten Eigelb, dem etwas Zitronensaft zugesetzt wurde) ein.

Haarausfall

- Durch Erbeinflüsse und die Wirkung von Sexualhormonen stellen die Haarwurzeln im Lauf der Zeit ihre Arbeit ein. Äußerliche Maßnahmen können daran offenbar nicht viel ändern.
- Versuchen Sie es mit einem Kopfwasser aus einem Eigelb, 5 Esslöffeln Olivenöl und 10 Esslöffeln vierzigprozentigem Rum. Haarboden zweimal in der Woche abends damit massieren, am nächsten Morgen Kopf waschen.
- Massieren Sie die Kopfhaut mit einem Auszug aus 1 g Brennnesselblättern und 1 g Zwiebel in 100 g siebzigprozentigem Alkohol. Eine Woche ziehen lassen, dann abseihen.
- Reiben Sie die Kopfhaut mit frischem Brunnenkressesaft ein. Es schadet nichts, wenn Sie außerdem so oft wie möglich Brunnenkresse essen.
- Lassen Sie 20 g Thymianblätter sowie je 30 g Klettenwurzeln und Frauenhaarblätter 14 Tage lang in je ¼ Liter Rosenwasser und siebzigprozentigem Alkohol ziehen. Abseihen, die Kopfhaut morgens und abends damit einreiben.

Heilkräuter von A – Z

Alant: Inula helenium; Galantwurzel, Glockenwurz, Helenenkraut. Enthält unter anderem ätherische Öle, Azulen und Vitamin A. In der Wurzel ist ein dem Inulin ähnlicher Süßstoff enthalten, der für Zuckerkranke verwendet werden darf. Wirkt schleimlösend und entzündungshemmend bei Katarrh der oberen Luftwege; er lindert Hustenreiz. Der sog. Alantwein gilt als magenstärkendes, appetitanregendes Mittel.

Andorn: Marrubium vulgare; Antoni-Tee, Berghopfen, Weißer Dorant. Enthält vor allem Bitter- und Gerbstoffe. Wirkt auswurffördernd bei Bronchialkatarrh und Husten und ist entzündungshemmend.

Anis: Pimpinella anisum (Anisum vulgare); Runder Fenchel, Süßer Kümmel. Enthält ätherische und pflanzliche Öle sowie Cholin. Wirkt krampfstillend, schleimlösend und verdauungsfördernd und hilft bei Schluckauf.

Anserine: Potentilla anserina; Gänsefingerkraut, Kampfkraut, Silberkraut. Enthält neben Gerbsäure einen bislang noch nicht näher erforschten Stoff, der krampflösend wirkt und auch beim Erhitzen nicht zerstört wird. Wirkt vor allem bei Koliken, Durchfällen und Schmerzzuständen.

Apfel: Pyrus malus (oder auch: Pirus). Enthält vor allem Pektin, verschiedene Fruchtsäuren und Vitamine, Gerb- und Zuckerstoffe sowie Phosphor. Wirkt durch den Gehalt an Pektin desinfizierend sowie vorbeugend gegen Arteriosklerose; er hilft bei leichtem Durchfall (geschabte, noch nicht ganz reife Äpfel; sie sind auch bei Kindern unbedenklich), fördert die Verdauung (Apfelsaft, Apfelwein).

Arnika: Arnica montana; Bluttrieb, Christwurz, Engelskraut, Fallkraut, Mönchskappe, Stichblume. Enthält Glykoside, Gerb- und Bitterstoffe, Vitamin A, Cholin und ein entzündungshemmendes ätherisches Öl. Wirkt kreislaufanregend, krampflösend (vor allem bei Angina pectoris); sie ist ferner appetit- und verdauungsfördernd. Vorsicht: Arnika ist giftig! Überdosierung kann zu schweren Schäden führen. Vor einer inneren Anwendung unbedingt den Arzt fragen! Arnikatinktur (aus der Apotheke, für Einreibungen bei Schmerzzuständen oder zu Spülungen bei Mundschleimhautentzündung bzw. für Umschläge auf Wunden, Quetschungen, Blutergüsse und dergl.): Verwendung genau nach Vorschrift.

Bachbunge: Veronica beccabunga; Bachtrommel, Quell- oder Bachehrenpreis, Wasserbunge. Enthält vor allem Vitamin C sowie Gerb- und Bitterstoffe. Wirkt bei Vitamin-C-Mangelzuständen (Skorbut, Infektionsanfälligkeit etc.).

Baldrian: Valeriana officinalis, Hexen- oder Katzenkraut. Enthält ätherische Öle, verschiedene Alkaloide, Gerbsäure, Spurenelemente und Zuckerstoffe. Wirkt beruhigend auf das Zentralnervensystem; er ist krampflösend und schmerzstillend. Vorsicht: Eine Überdosis kann zu Vergiftung (Lähmungserscheinungen) führen!

Benediktenkraut: Cnicus benedictus; Benedikten- oder Bitterdistel, Kardo-Benediktenkraut. Enthält vor allem Schleim- und Bitterstoffe, ferner Kalium, Kalzium und Magnesium. Wirkt appetitanregend, fördert die Leber- und Gallentätigkeit, ist mild abführend. Eine Anwendung bei Bronchialkatarrh sowie bei Hautleiden, Frostbeulen und dergl. ist nicht zu empfehlen. Vorsicht: Benediktenkraut wirkt in größeren Mengen oder bei allzu langer Anwendung giftig! Bei Nierenkranken ist es generell verboten!

Berberitze: Berberis vulgaris; Beißbeere, Essig- oder Sauerdorn, Sperberbeere, Zizerl. Enthält das Alkaloid Berberin, reichlich Vitamin C sowie Gerb- und Bitterstoffe. Wirkt galle- und harntreibend, kreislaufanregend, hilft bei verschiedenen Leberleiden (Arzt fragen!). Eine Wirkung bei Hautleiden ist wissenschaftlich nicht nachgewiesen.

Betonie: Betonica officinalis; Pfaffenblümlein, Teeblatt, Zehrkraut. Enthält Gerb- und Bitterstoffe sowie Cholin. Wirkt schleimlösend und schwach abführend, hilft gegen Sodbrennen.

Bibernelle: Pimpinella saxifraga; Bocks- oder Steinpetersilie, Pfefferwurz, Pimpernell, Trossbibernelle. Enthält vor allem in der Wurzel scharf riechendes ätherisches Öl, ferner Gerb- und Bitterstoffe, Saponine, Harz und Stärke. Wirkt schleimlösend und heilend bei Katarrh der oberen Luftwege, Halsentzündungen und Heiserkeit. Die Bitter- und Gerbstoffe wirken stoffwechselaktiv und regen die Verdauung an. Eine Wirkung bei Nieren- und Blasenleiden hingegen ist wissenschaftlich nicht bewiesen.

Birke: Betula alba; Weiß-, Hänge- oder Warzenbirke. Enthält ätherisches Öl, Gerb-, Bitter- und Schleimstoffe, Glykoside sowie verschiedene Mineralstoffe. Wirkt harn- und schweißtreibend; sie ist „blutreinigend".

Bitterklee: Menyanthes trifoliata; Dreiblatt, Fieberklee, Gallenkraut, Magenklee. Enthält ein stark wirkendes Glykosid, Pektin, Bitter- und Gerbstoffe sowie ätherisches Öl. Wirkt appetitanregend, unterstützt die Leber- und Gallentätigkeit.

Bohne: Phaseolus vulgaris; Garten- oder Stangenbohne. Enthält (in den Schalen) Glukochinin, Cholin, Kieselsäure, Vitamin C, Kalium und verschiedene Aminosäuren. Wirkt gekocht blutzuckersenkend und harntreibend. In großen Mengen genossen, zerstört sie den Vitamin-B-Komplex.

Bohnenkraut: Satureja hortensis; Pfefferkraut, Weinkraut, Wurstkraut. Enthält ätherisches Öl, Schleim- und Gerbstoffe. Wirkt blähungshemmend, krampflösend, antibakteriell, hilft bei Durchfällen und leichtem Magen-Darm-Katarrh.

Borretsch: Borrago officinalis; Augenzier, Himmelsstern, Gurkenkraut, Herzfreude. Enthält Schleim-, Gerb- und Mineralstoffe, Salpeter sowie Saponine. Wirkt entzündungshemmend, blutreinigend, harntreibend, lindert Schmerzen und beruhigt. Vorsicht: Vor Verwendung bei Harngrieß oder anderen Blasen- oder Nierenleiden Arzt fragen!

Brennessel: Urtica dioica; Eselskraut, Hanfnessel, Scharfnesse. Enthält unter anderem die Vitamine A, B2 und C, die Mineralstoffe Eisen, Kalium, Kalzium und Natrium, das Gewebehormon Histamin und Ameisen- und Kieselsäure. Wirkt stoffwechselaktiv auf Haut und Haare, fördert die Durchblutung, beschleunigt die Verdauungs- und Entwässerungsvorgänge, auch die Ausscheidung von Harnsäure bei Gicht. Sie wirkt schwach zuckersenkend. Leichte Schläge mit frischen Brennesseln auf die entsprechenden Körperpartien bringen Linderung bei rheumatischen Leiden.

Brombeere: Rubus fructiosus; Feldschwarzbeere, Kroatzbeere. Enthält reichlich Gerb- und Schleimstoffe, Vitamin C, Pektin und Fruchtzucker. Wirkt entzündungshemmend und blutstillend, stärkt und regeneriert Haut- und Schleimhautzellen, ist harntreibend und blutreinigend, hilft bei Zahnfleischbluten, Akne und Ekzemen.

Brunnenkresse: Nasturtium officinale; Bachkresse, Wasserlauch. Enthält reichlich Vitamin C, ferner Glykoside, Bitterstoffe, ätherische Öle und Jod. Wirkt vor allem „blutreinigend" (harntreibend), aktiviert den gesamten Stoffwechsel, hilft auch bei Katarrh der oberen Luftwege. Vorsicht: In der Schwangerschaft ist der Genuss von Brunnenkresse nicht zu empfehlen!

Bärentraube: Arctostaphylos uva ursi; Wilder Buchs, Bärenklaue, Harnkraut, Sand- oder Steinbeere. Enthält Glykoside, Bitter- und Gerbstoffe. Wirkt fäulnishemmend, desinfizierend und harntreibend. Anstelle von Tee empfiehlt sich ein Kaltauszug, um die Magenschleimhaut zu schonen:Einen Esslöffel Blätter mit einer Tasse kaltem Wasser ansetzen, zehn bis zwölf Stunden ziehenlassen und abseihen (als Tagesmenge). Vorsicht: Bärentraube kann bei längerem Gebrauch zu Vergiftungserscheinungen führen (Arzt fragen!).Während der Anwendung keine „harnsäuernden" Speisen verwenden (Sauerkraut, Buttermilch, Obstsäfte etc.). Eine Verfärbung des Harns hat nichts zu bedeuten.

Dill: Anethum graveolens. Enthält verschiedene ätherische Öle, Gerbstoffe und Mineralstoffe sowie Vitamin C. Wirkt blähungshemmend, krampflösend, appetitanregend und harntreibend.

Ehrenpreis: Veronica officinalis; Köhlerkraut, Männertreu, Schlangenkraut, Wundheil. Enthält ätherische Öle, Glykoside, Bitter- und Gerbstoffe. Wirkt vor allem schleimlösend bei Bronchitis und Rachenkatarrh. Seine harntreibende, „ausschwemmende" Eigenschaft wird auch zur Behandlung von Ekzemen sowie von Gicht und rheumatischen Beschwerden benützt.

Eibisch: Althaea officinalis; Heil- oder Schleimwurz, Weiße Malve (oder Pappel), Samtpappel. Enthält vor allem in der (geschälten) Wurzel reichlich Schleimstoffe, ferner ätherische Öle, Pektin, Mineralsalze und verschiedene

Zuckerstoffe. Wirkt bei Rachenkatarrh und Bronchitis schleimlösend und auswurffördernd. Eibischgurgelwasser wird besonders bei Mundschleimhautentzündungen empfohlen.

Eiche: Quercus robur – Sommereiche, Qu. sessiliflora oder Qu. petraea – Wintereiche. Enthält in Rinde, Früchten und Blättern verschiedene Gerbstoffe, Säuren, Bitterstoffe, Zucker und Öl. Wirkt entzündungshemmend und gefäßdichtend bei Hautleiden, auch bei Paradontose (Zahnfleischentzündung) sowie bei Magen-Darm-Katarrh. Der Gerbstoff Tannin stoppt Durchfall. Das vor allem in der Sommereiche enthaltene Glukochinin wirkt schwach zuckersenkend.

Eisenkraut: Verbena officinalis; Eisenhart, Träne der Iris, Venusträne. Enthält verschiedene Glykoside, Gerb-, Bitter- und Schleimstoffe sowie ein Alkaloid. Wirkt auf die Sekretion der inneren Drüsen und Organe, besonders auf Leber, Milz und Nieren. Fördert die Milchbildung bei stillenden Müttern, hilft bei Menstruationsstörungen (Arzt fragen!). Große Erfolge durch äußere Anwendung bei Ekzemen, Flechten und Geschwüren sowie bei Entzündungen des Zahnfleisches und der Mundschleimhäute.

Enzian: Gentiana lutea; Bitter- oder Darmwurz, St. Ladislaikraut, Zwiderwurz. Enthält (vor allem in der Wurzel) ein Bitterstoffglykosid, das praktisch ungiftig ist, ferner Gerbstoff, Schleim und verschiedene Zuckerstoffe. Wirkt appetitanregend, verdauungsfördernd und gärungshemmend, hilft bei Sodbrennen und Magenkrämpfen. Seine angebliche Wirkung bei Blutarmut beruht wohl darauf, dass – wie inzwischen wissenschaftlich nachgewiesen wurde – die Zahl der weißen Blutkörperchen nach Enziangenuss spontan ansteigt.

Erdbeere: Fragaria vesca; Walderdbeere. Enthält die Mineralstoffe Eisen, Kalium, Kalzium, Natrium und Phosphor, die Vitamine A und C, Gerbstoffe, Kiesel- und Salizylsäure. Wirkt entzündungshemmend, baut die Hautzellen auf, fördert den Stoffwechsel, ist harntreibend. (Der berühmte Naturforscher Linné behauptete, durch Erdbeerkuren seine Gicht geheilt zu haben.) Vorsicht: Erdbeeren können manchmal Allergien (Hautausschläge) hervorrufen!

Erdrauch: Fumaria officinalis; Ackerraute, Erdgalle, Faule Grete, Gindkraut, Krätzenkerbel, Wildes Weinkraut. Enthält das bei längerer Anwendung giftige Fumarin und andere Alkaloide, ferner Bitterstoffe, Harze und Schleim. Wirkt bei Ekzemen, Grind und anderen Hautleiden durch äußere sowie innere Anwendung. Als vorzügliches Blutreinigungsmittel wird er besonders für Frühjahrskuren empfohlen. Er regt die Leber- und Gallentätigkeit an, ist mild abführend und harntreibend.

Faulbaum: Rhamnus frangula; Amsel- oder Drosselbaum, Pulverholz, Zapfenholz. Enthält vor allem Emodin, einen mild abführenden Stoff, der erst im Dickdarm wirksam wird, ferner Gerb- und Bitterstoffe sowie Saponin. Vorsicht: Verwendet soll nur die Rinde werden, die etwa zwei Jahre lagern muss. Frische Rinde kann zu Vergiftungen führen! Wirkt ausgezeichnet bei chronischer Darmträgheit und Stuhlverstopfung. Vorsicht: Die Tagesmenge darf niemals 15 Gramm Rindenpulver überschreiten! Schwangeren ist die Verwendung generell verboten.

Fenchel: Foeniculum vulgare; Brotsamen, Frauen- oder Kinderfenchel, Langer Anis. Enthält ätherische Öle, verschiedene Mineralstoffe und Alkaloide. Wirkt krampflösend, blähungswidrig und stoffwechselaktivierend. Bei Katarrh der oberen Luftwege wirkt Fenchel vor allem schleimlösend und entzündungshemmend.

Ginster: Genista tinctoria (Färberginster), Genista germanica (Deutscher Ginster); Goldkraut, Stechginster, Weinbergzorn. Enthält verschiedene Alkaloide, etwas ätherisches Öl und Gerbstoffe. Wirkt gefäßverengend und damit blutdrucksteigernd; er ist schwach harntreibend. Vorsicht: Größere Dosen wirken erregend und sogar lähmend auf das Zentralnervensystem. Bei Bluthochdruck strikt verboten!

Goldrute: Solidago virga aurea; Heidnisch Wundkraut. Enthält mehrere stark harntreibende Stoffe. Wirkt entwässernd, vor allem bei Harngrieß. Sie wird auch als Gurgelwasser bei Entzündungen der Mundschleimhäute empfohlen.

Gundelrebe: Glechoma hederacea; Erd-Efeu, Gundermann, Soldatenpetersilie. Enthält Gerbstoffe, ätherische Öle und den noch nicht ganz erforschten Bitterstoff „Glechomin". Wirkt krampf- und schleimlösend, vor allem bei Störungen des Magens und der Leber, aber auch bei chronischem Katarrh der oberen Luftwege, aktiviert den Stoffwechsel; sie ist harntreibend. Äußerlich angewandt, hilft sie bei Ekzemen und Entzündungen von Zahnfleisch und Mundschleimhaut. Vorsicht: Überdosierung kann zu Vergiftungen führen!

Hafer: Avena sativa. Enthält reichlich Eiweiß und Stärke, die Mineralstoffe Eisen, Kalzium und Phosphor sowie die Vitamine A, B2, B6 und E. Wirkt entzündungshemmend und beruhigend bei Magen-Darm-Katarrh, Leber- und Gallenleiden. Er gilt – gemeinsam mit Obst, Honig und Nüssen – als hervorragende Aufbaukost bei körperlichen und geistigen Erschöpfungszuständen sowie in der Rekonvaleszenzzeit. Er scheint eine blutzuckersenkende Wirkung zu haben und entgiftet die Leber von Nikotin.Haferstroh enthält besonders viel Hautschutz-Vitamin A. Es wird daher als Badezusatz bei Hautleiden empfohlen.

Hagebutte: Rosa canina; Hecken- oder Hundsrose, Wildrose.Ihre bislang angeführten speziellen Heilwirkungen, beispielsweise bei Steinleiden und Wassersucht, sind wissenschaftlich nicht bewiesen. Die Hagebutte enthält jedoch in den reifen Früchten in hohem Maße Vitamine, vor allem A, B2, C, D und P. Sie gilt daher als wertvoller Vitaminspender (Hagebuttentee, Hagebuttenmarmelade). Da bei unsachgemäßer Behandlung die Vitamine leicht zerstört werden, bezieht man Hagebuttenprodukte am besten aus dem Reformhaus.

Hanfnessel: Galeopsis segetum. Enthält Kieselsäure, Gerbstoffe, Spurenelemente und Saponine. Wirkt schleimlösend und auswurffördernd; ein vorzügliches Heilkraut bei Bronchialkatarrh.

Hauhechel: Ononis spinosa; Harnkraut, Hasenohr, Heudorn, Stachelkraut. Enthält ätherisches Öl, Glykoside, Gerbstoffe, Stärke und Harz. Wirkt stark harntreibend und leicht abführend. Wegen dieser „blutreinigenden" Eigenschaft wird sie auch bei Hautleiden empfohlen.

Heidelbeere: Vaccinium myrtillus; Bick-, Blau- oder Schwarzbeere. Enthält Gerbstoffe, die Vitamine A, B6 und C sowie Pektin. Wirkt gegen Durchfall und Entzündungen im Magen-Darm-Trakt.

Herzgespann: Leonurus cardiaca; Bärenschweif, Herzgesperr (so nannte man früher Magenkrämpfe), Löwenschwanz, Wolfstrapp. Enthält Gerb- und Bitterstoffe, ätherische Öle sowie ein krampflösendes Alkaloid. Wirkt beruhigend bei vegetativen Störungen, fördert die Durchblutung, regt den Stoffwechsel an. Er wird vor allem in der fernöstlichen Medizin häufig verwendet.

Hirtentäschelkraut: Capsella bursa pastoris; Blutkraut, Gänsekresse, Muttergottesbrot, Täschelkraut. Enthält Cholin und andere enzymartige Stoffe. Von besonderer Wirkung ist eine blutgerinnungsfördernde Substanz, deren chemische Zusammensetzung noch nicht restlos geklärt ist. Wirkt blutstillend (auch nach Zahnextraktionen), ist stoffwechselaktiv, beugt der Arteriosklerose vor. Die Samen des Hirtentäschelkrautes wirken stark abführend. Vorsicht: Da Hirtentäschelkraut erst den Blutdruck senkt, ihn aber anschließend steigert, sollte vor dem Gebrauch der Arzt gefragt werden!

(Schwarzer) Holunder: Sambucus nigra; Flieder, Holder oder Holler. Enthält reichlich Cholin, Schleim- und Gerbstoffe, Flavone und Saponine, ferner Zuckerstoffe und reichlich Vitamin A, C und P. Wirkt aktivierend auf den gesamten Stoffwechsel; Er ist überdies schweiß- und harntreibend. Holunderblütentee ist ein hervorragendes Mittel bei Bronchialkatarrh und Erkältungen.

Huflattich: Tussilago farfara; Brustlattich, Eselsfuß, Heilblatt, Rosshuf, Sandblume. Enthält besonders viele Schleim- und Gerbstoffe, verschiedene Säuren, Inulin und das seltene Spurenelement Zink. Wirkt reizmildernd, auswurffördernd und (durch das Zink) entzündungshemmend. Ein probates Mittel bei Erkrankungen der oberen Luftwege.

Isländisch Moos: Cetraria islandica; Lungenmoos. Enthält wertvolle Schleimstoffe, Vitamin A, sogenannte Flechtensäuren, mehrere Mineralstoffe und vor allem Jod. Wirkt ausgezeichnet bei Bronchialkatarrh, Husten und Heiserkeit (es ist reizlindernd, auswurffördernd, entzündungshemmend). Nach neuesten Forschungen erhöht Isländisch Moos auch die Aktivität des Zellstoffwechsels und regt die Bildung roter und weißer Blutkörperchen an.

(Schwarze) Johannisbeere: Ribes nigrum; Bock- oder Gichtbeere, Schwarze Ribisel, Stink- oder Wanzenbaum. Enthält (ebenso wie die Rote Johannisbeere) sehr viel Vitamin C und den Vitamin-B-Komplex; außerdem Fruchtsäuren, Zuckerstoffe, ätherische Öle und Pektin. Wirkt vor allem harn- und schweißtreibend (auch bei Erkältungskrankheiten); sie aktiviert den Stoffwechsel.

Johanniskraut: Hypericum perforatum; Blutkraut, Hexenkraut, Liebfrauenbettstroh, Liebfrauenkraut. Enthält ätherische Öle, Gerbstoff, Pektin, Cholin, Glykoside, Säuren, Mineralstoffe sowie einen so genannten photosensibilisierenden Stoff, Hypericin, der neben seiner Heilwirkung die unangenehme Eigenschaft hat, die Haut gegen sonst leicht verträgliches Sonnenlicht überempfindlich zu machen. Es kann zu Ekzemen und anderen schweren Hautschäden kommen (eine krebserregende Wirkung wird diskutiert). Wirkt stark beruhigend und schlaffördernd, außerdem appetit- und stoffwechselanregend, unterstützt die Lebertätigkeit, hemmt entzündliche Prozesse. Vorsicht: Überdosierung oder allzu langer Gebrauch kann zu Lethargie oder gar zu Dämmerzuständen führen! Nicht bei Brandwunden verwenden!

Kalmus: Acorus calamus; Acker- oder Magenwurz, Gewürzkalmus, Deutscher Zitwer. Enthält wertvolle ätherische Öle, Gerb-, Schleim- und Bitterstoffe sowie Stärke und Cholin. Wirkt stoffwechselaktivierend und entzündungshemmend.Kalmus ist vielleicht diejenige Heilpflanze, die den gesamten Stoffwechsel am umfassendsten anregt. Spezielle Heilanzeigen sind: Verdauungsstörungen, Appetitlosigkeit, Magensäureüberschuss, Blähungen. Kalmus wirkt aber auch harntreibend. Er regt die Leber- und Gallentätigkeit an und wird zudem bei Hautleiden und Zahnfleischentzündungen mit Erfolg verwendet. Kalmus ist überdies ein vortreffliches Küchengewürz. Vorsicht: Bei Durchfall ist Kalmus nicht angezeigt (Arzt fragen!).

Kamille: Matricaria chamomilla; Gemeine Feld- oder Gartenkamille, Hermel, Kopfkamille, Kindbettblume, Mutterkraut. Enthält vor allem ein ätherisches Öl mit dem Wirkstoff Cham-Azulen, daneben auch Cholin, Bitterstoffe, Glykoside, Fette und Säuren. Wirkt entzündungshemmend, krampflösend und schmerzstillend. Kamille kann bei nahezu allen Leiden in irgendeiner Form Linderung oder gar Heilung bringen. Vorsicht: Überdosis oder allzu langer Gebrauch ruft den gegenteiligen Effekt hervor und kann zu schweren Krankheitsbildern führen!

Kerbel: Anthriscus silvestris – Wiesenkerbel, wild wachsend; A. cerefolium – Gartenkerbel (Zuchtpflanze); Kälberkropf, Waldkörbel, Wilder Körbel. Enthält neben ätherischen Ölen einen noch nicht näher erforschten Wirkstoff, offenbar ein Alkaloid, ferner Bitterstoffe und den Mineralstoff Kalium. Wirkt anregend, auflösend und zerteilend, ist daher als Küchengewürz sehr geeignet. Seine harntreibende Wirkung hat sich auch bei Frühjahrskuren bewährt. Äußerlich wie innerlich angewandt hilft Kerbel vor allem bei chronischen Ekzemen und Hautunreinheiten.

Klette: Arctium lappa; Grindwurz, Haarballe, Hopfenklette, Kladde, Wolfskraut. Enthält (vor allem in der Wurzel der zweijährigen Pflanze) das Kohlenhydrat Inulin, ätherische Öle, Gerb- und Schleimstoffe sowie verschiedene Mineralstoffe und Spurenelemente. Wirkt entzündungshemmend und stoffwechselfördernd, besonders bei Haut- und Haarleiden. Dass die Klette auch einen haarwuchsfördernden Stoff besitzt, ist wissenschaftlich nicht bewiesen. Klettenwurzelöl ist hingegen Bestandteil homöopathischer Brand- und Augensalben.

Klettenlabkraut: Galium aparine; Klettenkraut, Liebfrauenstroh, Wundkraut (nicht mit dem Echten Labkraut, Galium verum, verwechseln!). Enthält mehrere Glykoside, ätherische Öle sowie enzymartige Wirkstoffe. Wirkt auf die inner- und außersekretorischen Drüsen, besonders bei Pustelbildung, Mitessern und Furunkulose. Es regt die Tätigkeit von Leber, Milz und Bauchspeicheldrüse an und aktiviert den Lymphfluss. Aus diesem Grunde wurde es früher sogar zur Vorbeugung gegen Krebserkrankung empfohlen (ursächlicher Zusammenhang wissenschaftlich unbewiesen).

Knoblauch: Allium sativum; Knobel, Knofel, Gruserich. Enthält ätherische Öle, Enzyme, die Vitamine A, B1, B2 und C sowie einen bakterienabtötenden, jodähnlichen Wirkstoff (Rhodan), ferner Substanzen, die wie männliche und weibliche Sexualhormone wirken. Eine der wertvollsten Heilpflanzen! Wirkt blutdrucksenkend und mit Sicherheit vorbeugend gegen Arteriosklerose. Nach Professor Dr. G. S. Sainani, New York, genügen bereits zehn Gramm, um die Blutfettwerte etwa um die Hälfte zu senken.Knoblauch aktiviert den gesamten Stoffwechsel, wirkt überdies appetitanregend und verdauungsfördernd sowie (bei Darminfektionen) desinfizierend. Vorsicht: Die feinen Wirkstoffe des Knoblauchs sind sehr empfindlich gegen Sauerstoff. Man verwende daher Knoblauch stets frisch!

Kreuzblume: Polygala amara; Kreuzwurzel, Blaue Milchblume, Natternblümchen oder Natternzunge, Ramsel, Tausendschön. Enthält Saponine, Glykoside, ätherisches Öl und Bitterstoffe. Wirkt auswurffördernd, besonders bei chronischer Bronchitis („Raucherkatarrh"); sie regt ferner Appetit und Verdauung an.

Königskerze: Verbascum thapsiforme; Himmelsbrand, Herzenkraut, Wollkraut, Zöllich. Enthält Schleim- und Bitterstoffe, ätherisches Öl, Glykoside und Mineralsalze. Wirkt schleimlösend und auswurffördernd, stillt den Hustenreiz und heilt gereizte Schleimhäute. Nach neusten Erkenntnissen senkt Königskerze auch die Blutfettwerte.

Kümmel: Carum carvi; Feld-, Rot- oder Wiesenkümmel, Garbe, Kumach. Enthält vor allem ätherische Öle, Kieselsäure, Harze und Gerbstoffe. Wirkt verdauungsfördernd, krampflösend und blähungstreibend. Gilt bei Katarrh der oberen Luftwege als mildes, schleimlösendes Mittel. Eine Wirkung bei Menstruationsstörungen oder auf die Mutterbildung ist wissenschaftlich nicht bewiesen.

(Echtes) Labkraut: Galium verum; Goldenes Labkraut, Bettstroh, Milchkraut, Sternkraut, Wald- oder Wegstroh. Enthält unter anderem einen Wirkstoff, der ähnlich dem Labferment des Magens das Eiweiß zur Gerinnung bringt. Wirkt verdauungsfördernd und entlastet vor allem die Nieren.

Lavendel: Lavendula vera oder L. officinalis; Nervenkräutlein, Schwindelkraut, Speik, Zitterblümchen. Enthält besonders wertvolle ätherische Öle sowie Harz, Gerb- und Bitterstoffe. Wirkt beruhigend und krampflösend, besonders bei vegetativen Störungen.

Liebstöckel: Levisticum officinale; Badekraut, Leberstockkraut. Enthält ätherische Öle, Bitterstoffe, Harze und verschiedene Zuckerverbindungen. Wirkt harntreibend und verdauungsfördernd; er ist als Badezusatz günstig bei Hautunreinheiten. Vorsicht: Überdosierung oder allzu langer Gebrauch kann zu Nierenschäden führen!

Linde: Tilia grandifolia. Enthält in den Blüten Schleim- und Gerbstoffe, ätherisches Öl und Glykoside. Lindenrinde (Lindenholzkohle) soll unter anderem stark harntreibende Stoffe enthalten, die jedoch chemisch noch nicht erforscht sind. Wirkt schweißtreibend und schleimlösend, besonders bei Erkältungen und Bronchialkatarrh. Weitere Heilanzeigen sind Krämpfe des Verdauungstraktes, Nieren- und Gichtleiden.

Lungenkraut: Pulmonaria officinalis; Lungenwurz, Blaue Schlüsselblume. Enthält reichlich Gerbstoffe und Kieselsäure, ferner Glykoside, Harz und Schleimstoffe. Wirkt schleimlösend, hustenreizmildernd und auswurffördernd, aber auch harntreibend.

Löwenzahn: Taraxacum officinale; Butter-, Ketten- oder Kuhblume, Mönchskopf, Pfaffenröhrlein, Pusteblume, Wiesenlattich. Enthält den Bitterstoff Taraxacin, Alkohol- und Eiweißverbindungen, ätherische Öle, Cholin, Gerbstoffe, Mineralstoffe sowie die Vitamine A, B1, C, E und K. Wirkt gallen- und harntreibend, besonders bei Leberleiden, die einen Gallen- bzw. Wasserstau im Organismus verursachen; er ist auch bei Diabetes zu empfehlen (Arzt fragen!). Vorsicht: Frischer Saft aus Löwenzahnstengeln kann Vergiftungserscheinungen hervorrufen (Hautausschläge, Durchfall, Ekzeme, Herzbeschwerden)!

Majoran: Origanum majorana; Wurstkraut. Enthält ätherische Öle sowie Bitter- und Gerbstoffe. Wirkt gegen Magen- und Darmkoliken, ist appetitanregend, blähungshemmend und krampflösend; er aktiviert die Blutzirkulation. Er hilft auch bei Rachen- und Bronchialkartarrh sowie bei speziellen Formen von Asthma (Arzt fragen!). Vorsicht: Bei hohem Blutdruck nur mäßig verwenden!

Malve: Malva neglecta (Wegmalve) oder M. silvestrica (Wilde Malve); Feldmalve, Große Hasenpappel, Käse- oder Rosspappel. Enthält wie das Käslikraut (Malva rotundifolia) und andere Malvenarten heilsame Schleim- und Gerbstoffe, ätherische Öle und Glykoside. Wirkt schleimlösend, reizmildernd und entzündungshemmend, auch bei Magen-Darmkatarrh, sowie (äußerlich angewandt) bei eitrigen Wunden und Geschwüren („Käsepappeltee").Merke: Malve soll immer frisch verwendet werden, da beim Trocknen die wertvollen Schleimstoffe verlorengehen!

Mariendistel: Silybum marianum (oder Carduus marianus); Frauen- oder Silberdistel. Enthält ebenso wie die artverwandte Eberwurz (Carlina acaulis; Weiße Rosswurz oder Wetterdistel) ätherische Öle, Gerbstoffe, Harz und verschiedene Kohlenstoffe (unter anderem Inulin). Als Hauptwirkstoff wurde in jüngster Zeit das Silymarin entdeckt, eine besonders bei Leberleiden wirksame Substanz. Wirkt leberaktiv, galletreibend, stoffwechselfördernd, harntreibend und krampflösend: „das klassische Lebermittel."

Melisse: Melissa officinalis; Bienen- oder Frauenkraut, Herztrost, Mutterkraut, Zitronenmelisse. Enthält Schleim-, Bitter- und Gerbstoffe, ätherische Öle sowie Spurenelemente. Wirkt vor allem krampflösend und beruhigend. Sie ist ein probates Mittel bei vegetativen Störungen aller Art. Dank ihres Gehaltes an Gerbstoffen wirkt die Melisse besonders gut auch bei Magenschleimhautentzündungen (Gastritis, nervöser Reizmagen): Eine mehrwöchige, konsequente Teekur ist dann angesagt. Vorsicht: Da die natürlichen Wirkstoffe der Melisse sich bei unsachgemäßer Lagerung rasch zersetzen und damit wirkungslos werden, sollte man nur Fertigpräparate verwenden („Melissentee aus der Tube").

(Echte) Nelkenwurz: Geum urbanum; Benediktenwurz, Heil der Welt, Igelkraut, Nägleinkraut, Weinwurz. Enthält (ebenso wie die Bachnelkenwurz, Ceum rivale) ätherische Öle, Glykoside und Flavone sowie Gerb- und Bitterstoffe. Wirkt appetitanregend und kräftigend; äußerlich angewandt, hilft sie bei Schmerzzuständen, ähnlich dem Öl der Gewürznelke. Wirkung bei Menstruationsbeschwerden, Hämorrhoiden, Leberleiden und dergl. sind wissenschaftlich nicht bewiesen.

Odermennig: Agrimonia eupatoria; Ackermännchen, Bruchkraut, Leberklette, Natternzunge. Enthält den sogenannten PP-Faktor, einen wichtigen Wirkstoff zur Verhütung von Pellagra, einer speziellen Hauterkrankung, die durch Vitamin-B2-Mangel entsteht (als Folge chronischer Gastritis, bei Leberschäden, nach Magenoperationen etc.).Er enthält ferner Gerb- und Bitterstoffe, ätherische Öle, Kieselsäure, Vitamin B2 und Nikotinsäureamid. Wirkt entzündungshemmend und aufbauend bei chronischen Hautleiden, schlecht heilenden Wunden (Unterschenkelgeschwüren) und Entzündungen der Mundschleimhaut, ist schwach harntreibend.

Osterluzei: Aristolochia clematitis.Die schon von der altägyptischen Medizin sowie dem griechischen Arzt Hippokrates verwendete Heilpflanze ist Ende der sechziger Jahre des 20. Jahrhunderts von Professor Dr. Joseph Moese, Universitätsklinik Graz, genau analysiert worden. Er fand als Hauptwirkstoff die Aristolochiasäure, welche die Abwehrkraft des Körpers gegen Bakterien und wahrscheinlich auch gegen Viren stärkt, indem sie die sogenannten Fresszellen, die eingedrungene Erreger vernichten, im Blut unterstützt. Außerdem aktiviert sie das körpereeigene Abwehrsystem RES (das „Retikulo-Endotheliale System“).Osterluzei wirkt also wie ein Antibiotikum. Sie wird bereits zur Bekämpfung von Infektionskrankheiten und schlecht heilenden Wunden verwendet, vor allem dort, wo Antibiotika versagen (bei Resistenz der Bakterien), oder wenn eine Allergie des Patienten den Einsatz von Penicillin und dergl. verbietet.

Paprika: Capsicum annum; Beißbeere, Spanischer Pfeffer. Enthält eine Reihe wertvoller Vitamine: A, C, D und das gefäßschützende Vitamin E. Nobelpreisträger Szent-Györgyi entdeckte in Paprikafrüchten auch Vitamin P (Citrin), einen kreislaufaktiven Wirkstoff gegen die Brüchigkeit der Blutgefäße. Statistisch wurde festgestellt, dass Menschen, die regelmäßig Paprikafrüchte essen, kaum oder nicht so schnell an Arteriosklerose erkranken wie andere. Wirkt kreislaufaktiv, schützt das Herz und die Adern gegen

Bluthochdruck und Verschleißerscheinungen; er regt den gesamten Stoffwechsel an, wirkt der Bildung von Blutgerinnseln entgegen und ist schwach harntreibend. Entgegen der üblichen Meinung schadet Paprikapulver auch nicht bei Magenschleimhautentzündung oder Magen-Darm-Katarrh.

Pfefferminze: Mentha piperita, Edel- oder Hausminze, Peperminte. Enthält vor allem ein ätherische Öl, dessen Hauptwirkstoff das Menthol ist, ferner Gerb- und Bitterstoffe sowie verschiedene Enzyme. Wirkt krampflösend, galletreibend, schmerzbetäubend und beruhigend. Die stark schleimhautabschwellende Wirkung hilft sowohl bei innerem wie äußerem Gebrauch. Vorsicht: Pfefferminze soll nicht länger als 14 Tage ununterbrochen angewandt werden (Vergiftungsgefahr! Mindestens zwei bis drei Wochen Pause einlegen!).

Preiselbeere: Vaccinium vitis idaea; Wilder Buchs, Jägerbeere, Kronsbeere, Rauschbeere. Enthält vor allem die Vitamine A und C, ferner verschiedene Mineralstoffe, Fruchtsäuren und Pektin. Ihr in den Blättern enthaltenes Glykosid, das Arbutin, wirkt stark desinfizierend. Wirkt vor allem als Vitaminspender; sie hilft bei Magen-Darm-Beschwerden und bei leichtem Fieber. Sie kann auch als Ersatz für Bärentraube verwendet werden.

Raute: Ruta graveolens; Gartenraute, Weinkraut. Enthält ätherische Öle, Bitterstoffe, Vitamin P (Rutin) und den gerinnungshemmenden Wirkstoff Cumarin, in geringen Mengen auch Cham-Azulen. Wirkt vorbeugend gegen Arteriosklerose, dichtet die Kapillaren (feinste Blutgefäße) ab; sie wirkt blutdrucksenkend (Arzt fragen!). Vorsicht: Die oftmals empfohlene innere Anwendung bei Magen-Darm-Leiden oder vegetativen Störungen ist verkehrt: Sie führt geradezu zu Entzündungen im Magen-Darm-Trakt, zu Kopfschmerzen, Schwindelgefühlen und Erbrechen. Überempfindliche Menschen bekommen durch Rautentee allergische Hautausschläge oder Asthmaanfälle. Während der Schwangerschaft ist eine Anwendung generell verboten!

Rettich: Raphanus sativus. Enthält scharf schmeckende ätherische Senföle, Vitamin C und Zuckerstoffe. Wirkt besonders bei Leber-Gallen-Leiden. Wissenschaftler meinen, dass die auffallend geringe Anzahl von Gallen(stein)leiden in Süddeutschland auf den dort häufigen Genuss von Rettich zurückzuführen ist. Rettich hilft auch bei Husten und Entzündungen der Atemwege.

Ringelblume: Calendula officinalis; Goldblume, Ringelrose, Sonnenwendblumen, Studenten- oder Totenblume, Warzenkraut. Enthält eine Reihe von ätherischen Ölen und Wirkstoffen, die dem Hautschutz-Vitamin A nahestehen. Wirkt kühlend und auflösend bei Hautleiden und schlecht heilenden Wunden: „Eine Heilpflanze ersten Ranges für Geschwüre, namentlich für die giftigen. Sie ist nicht nur eine heilende, sondern auch eine ätzende Pflanze, welche die giftigen Geschwüre angreift, das Fleisch von den giftigen Stoffen reinigt und dieselben ausleitet“ (Pfarrer Kneipp).

Rosmarin: Rosmarinus officinalis; Antonskraut, Brautkraut, Hochzeitsblümchen, Meertau, Weihrauchwurz. Enthält das ätherische Rosmarinöl, das in größeren Mengen giftig wirkt, ferner verschiedene Kampferarten, Gerb- und Bitterstoffe. Wirkt schmerz- und juckreizstillend, fördert die Durchblutung, regt den Stoffwechsel der Hautzellen an; er wirkt überdies auf die Funktionen des gesamten Verdauungsapparates, beruhigt das vegetative Nervensystem. Vorsicht: Rosmarin kann bei häufigem Gebrauch oder bei Überdosis Entzündungen hervorrufen! Nierenkranke sollten ihn ganz meiden!

Roßkastanie: Aesculua hippocastanum; Wilde Kastanie. Enthält Gerb- und Bitterstoffe, Schleimstoffe, Glykoside, verschiedene Zuckerverbindungen, Fettsäuren und Enzyme. Die bei Krampfadern, Unterschenkelgeschwüren und Hämorrhoiden spezifisch wirkende Substanz ist bislang noch nicht isoliert worden. Wirkt durchblutungsfördernd und gefäßwanddichtend. Wegen ihres Glykosidgehaltes wird Kastanie auch bei Bronchialkatarrh als schleimförderndes Mittel empfohlen. Ihr Gerbstoffgehalt (vor allem Tannin) hilft bei Durchfällen.

Salbei: Salvia officinalis; Garten- oder Königssalbei, Muskatellerkraut. Enthält ätherische Öle, Gerb- und Bitterstoffe, die vor allem die Eiweißreaktion der Schleimhautzellen beeinflussen. Reich an Nicotinamid, einem stoffwechselregulierenden Vitamin der Vitamin B-Gruppe. Enthält ferner Glykoside, Kampfer, mehrere Spurenelemente sowie östrogenartige Stoffe, die unter anderem auch den Cholesterinspiegel senken. Er ist eine der wertvollsten Heilpflanzen der Natur überhaupt! Wirkt entzündungshemmend und beruhigend, besonders bei Katarrh der oberen Luftwege, ferner als Gurgelwasser angewandt, hilft es bei Mund-, Zahnfleisch- und Rachenentzündungen. Seine Wirkung bei Gallen- und Leberleiden ist hingegen wissenschaftlich nicht gesichert. Er ist stark schweißhemmend, wird daher auch bei unreiner Haut oder Wechselbeschwerden empfohlen. Vorsicht: Salbei kann bei Überdosierung oder allzu langem Gebrauch zu Vergiftungserscheinungen führen! Bei Nierenleiden und in der Schwangerschaft ist Salbei generell verboten!

Sanddorn: Hippophae rhamnoides. Enthält vor allem das Provitamin A, Vitamine der B-Gruppe, Vitamin E und P (Rutin), wertvolle Mineralstoffe sowie ein Öl, das vorwiegend aus Ölsäure, Linolsäure und aus Stearinsäureestern besteht. Wirkt vor allem als einer der besten Vitamin-C-Spender, und er aktiviert und schützt den gesamten Organismus. Vorsicht: Der Vitamin-C-Gehalt ist voll nur in ganz ausgereiften Beeren enthalten und geht bei Luftzutritt rasch verloren, deshalb sollten Marmelade und Saft innerhalb weniger Tage verwendet werden! Fertig zubereitete Säfte und Marmelade aus dem Reformhaus besorgen.

Sanikel: Sanicula europaea; Bruchkraut, Heildolde, Scharnigel. Enthält Saponine, ätherische Öle, Bitter- und Gerbstoffe. Wirkt auswurffördernd, leicht antibakteriell und blutstillend. Daher ist auch eine äußere Anwendung bei Ekzemen und eiternden Hautausschlägen angezeigt.

Scharfgarbe: Achillea millefolium; Bauchweh- oder Blutstillkraut, Feldgarbe, Gotteshand, Jungfrauenkraut, Katzenschwanz, Neunkraft, Schafrippe. Enthält (wie die Kamille) ein ätherisches Öl mit dem wertvollen Wirkstoff Cham-Azulen, der jedoch erst durch Abbrühen frei bzw. heilsam wird, sowie die Vitamine A und C. Scharfgarbe enthält überdies Kieselsäure, Mineral- und Gerbstoffe und wahrscheinlich auch Spuren von Blausäure; daher kann längerer Gebrauch zu Vergiftungen führen. Während der Anwendung sollen Alkohol und Kaffee gemieden werden! Wirkt stark entzündungshemmend, schmerz- und blutstillend; regt die Gallen- und Blasentätigkeit an; kräftigt Magen und Darm. Die Abkochung, äußerlich angewandt, hilft bei Wunden und Hautrissen sowie bei wunden Brustwarzen. Vorsicht: Eine Anwendung bei Lungenleiden ist zu unterlassen; bei Frauenleiden (z.B. Menstruationsstörungen) oder Hämorrhoiden unbedingt zuvor den Arzt fragen!

Schlüsselblume: Primula officinalis; Himmelsschlüssel, Primel, Gelbe Zeitlose. Enthält viel Vitamin C, ferner mehrere Glykoside, ätherische Öle und Spurenelemente sowie Kieselsäure. Wirkt schleimlösend und auswurffördernd, auch schweiß- und harntreibend. Vorsicht: Manche neigen zu einer Schlüsselblumenallergie (Hautentzündungen)!

Schöllkraut: Chelidonium majus; Goldwurz, Herrgottsblatt, Krätzen- oder Warzenkraut. Enthält eine Reihe von hochwirksamen Alkaloiden sowie ätherisches Öl. Wirkt stark desinfizierend, z.B. gegen Eitererreger (Staphylokokken). Innerlich angewandt, wirkt es krampflösend und schmerzstillend bei Störungen der Gallenblase und der Gallenwege, vermehrt aber nicht – wie bisher angenommen – den Gallenfluss. Vorsicht: Schöllkraut ist giftig und sollte nur nach Rücksprache mit dem Arzt verwendet werden!

Seifenkraut: Saponaria officinalis; Hundsnelke oder Hundsnägelein, Spatzenwurzel, Waschkraut. Enthält hauptsächlich Saponine, also Glykosidverbindungen, die mit Wasser stark schäumen, aber mit Seife chemisch nichts zu tun haben. Wirkt auswurffördernd und schleimlösend. Die früher empfohlene Anwendung bei Hautleiden beruht auf dem oben geschilderten Phänomen, ist aber wertlos.

Spitzwegerich: Plantago lanceolata; Rossrippe, Spießkraut, Wegetritt. Enthält Gerb- und Schleimstoffe, Kieselsäure, Glykoside, Spurenelemente (unter anderem das seltene Zink) und Vitamin C. Wirkt schleimfördernd und entzündungshemmend bei Katarrh der oberen Luftwege; er ist krampflösend bei Magen-Darm-Katarrh, Nieren- und Blasenleiden und ist auch antiseptisch.

Steinklee: Melitotus officinalis; Honig- oder Schotenklee. Enthält vor allem das ätherische Öl Cumarin, das nach neuesten Erkenntnissen die Lymphzirkulation verbessert und außerdem schwach betäubend wirkt. Wirkt bei Hautleiden, auch bei Zellulitis sowie bei Krampfzuständen.

Stiefmütterchen: Viola tricolor arvensis – Ackerstiefmütterhcen, V. t. vulgaris – Wiesenstiefmütterchen; Ackerveilchen, Dreifaltigkeitskraut, Frauenschuh, Freisamkraut, Mädchenauge, Schöngesicht, Tag- und Nachtblümchen (das Gartenstiefmütterchen, V. t. hortensis, ist für Heilzwecke ungeeignet). Enthält Gerb- und Schleimstoffe, Saponine, Flavone, Rutin und Salizylsäure. Wirkt blutreinigend, harntreibend und stoffwechselfördernd (besonders bei Hautleiden), entzündungshemmend, juckreizstillend. Vorsicht: Überdosierung führt zu Vergiftungserscheinungen; gesunde Menschen sollten Stiefmütterchentee nicht längere Zeit hindurch trinken!

Süßholz: Glycyrrhiza glabra; Lakritzenwurzel. Enthält eine saponinähnliche Substanz (Glycyrrhizin) sowie Zucker- und Bitterstoffe. Wirkt entzündungshemmend und krampflösend, schützt die Magenschleimhaut und regt die Verdauungsorgane an; es ist schwach harntreibend, schleimlösend und auswurffördernd, daher auch bei Bronchialkatarrh geeignet. Vorsicht: Bei Erkrankungen der Nebennieren sowie bei Blutdruckkrankheiten darf Süßholz nicht verwendet werden!

Taubnessel: Lamium album (Weiße Taubnessel), Galeobdolon luteum (Gelbe Taubnessel); Goldnessel, Löffelblume, Weißer Bienensaug, Waldnessel. Enthält vor allem Schleim- und Gerbstoffe, Alkaloide, Saponine und ätherische Öle. Wirkt auf die blutbildenden Drüsen (Leber, Milz) sowie auf das lymphatische System des Körpers, ist stoffwechselfördernd, harntreibend, schleimlösend und entzündungshemmend.

Tausengüldenkraut: Erythrea centaurium; Erdgalle, Fieberkraut, Magenkraut, Muttergotteskraut, Gemeiner Rötling. Enthält stark wirkende Bitterstoffe, ferner ätherische Öle, Schleimstoffe, Glykoside und verschiedene Spurenelemente. Wirkt gärungshemmend, appetitanregend und verdauungsfördernd. Hilft bei „verdorbenem Magen“, bei Sodbrennen und bei leichten Leber-Galle-Störungen.

Thymian: Thymus serpyllum oder Th. vulgaris; Feld- oder Gartenthymian, Quendel. Enthält eine Reihe von ätherischen Ölen, darunter vor allem Kampfer (Thymol), ferner Gerb- und Bitterstoffe sowie Harz. Wirkt stark desinfizierend, tötet eine Reihe von Bakterien ab, wird auch als Wurmmittel empfohlen. Er ist krampflösend, durchblutungsfördernd, schmerzstillend, nervenstärkend und hilft ferner bei chronischem Katarrh des Magen-Darm-Traktes, bei Appetitlosigkeit, Blähungen und anderen Verdauungsstörungen, aber auch bei Bronchialkatarrh, Husten und Heiserkeit. Äußerlich wird Thymian bei eitrigen Ekzemen, bei Krätze, Fußpilz und dergl. angewandt. Vorsicht: Thymian darf nicht unbegrenzt verwendet werden, da es sonst zu Vergiftungserscheinungen kommen kann! Bei einer Überfunktion der Schilddrüse ist Thymian generell verboten.

Tormentille: Tormentilla (Potentilla) erecta; Blutwurz, Rotwurz, Ruhrwurz. Enthält Gerbstoffe, ätherische Öle, Harz und Spurenelemente. Wirkt blutstillend, desinfizierend und entzündungshemmend. Sie ist hervorragend geeignet bei Zahnfleischbluten, Rachenkatarrh und nässenden Ekzemen. Innerlich angewandt, hilft sie bei Darmkatarrh und Durchfall.

Traubenkirsche: Prunus padus; Ahlkirsche, Falscher Faulbaum. Enthält reichlich Gerb- und Bitterstoffe sowie blausäureähnliche Substanzen. Wirkt gegen Durchfälle, aber auch gegen chronische Ekzeme. Vorsicht: Nicht länger als 14 Tage anwenden (Es besteht die Gefahr der Nierenschädigung)!

Veilchen: Viola odorata; Dreifaltigkeitsblümchen, Märzenveilchen, Stiefkindle. Enthält vor allem Saponine, ätherische Öle und Schleimstoffe. Wirkt schleimlösend, reizmildernd und entzündungshemmend (besonders bei Husten und Katarrh der oberen Luftwege), ist schwach harntreibend. Vorsicht: Überdosierung kann zu Vergiftungen führen!

Vogelbeere: Sorbus aucuparia; Drosselbeere, Eberesche, Moosbeerbaum. Enthält verschiedene Fruchtsäuren, die Vitamine A und C, Schleimstoffe, Pektin und eine zuckerähnliche Substanz, Sorbose, die als Süßstoff für Diabetiker verwendet wird. Wirkt bei leichten Durchfällen, aber auch bei Verstopfung, wenn die Früchte nicht erhitzt werden; sie wirkt entzündungshemmend bei Darmkatarrh, ist allgemein kreislaufanregend.

Wacholder: Juniperus communis, Krammetsbeere, Kranawitt, Machandel, Reckholder. Enthält Bitter- und Gerbstoffe, Glykoside, Fruchtzucker und Mineralstoffe. Wirkt appetitanregend, verhindert Blähungen; er aktiviert die Verdauung, ist „blutreinigend", harntreibend. Wacholderblätter lindern rheumatische Erscheinungen. Wacholderöl und Wacholdertee werden äußerlich bei Hautleiden und bei Katarrh der ober Luftwege angewandt. Vorsicht: Nierenkranken und Schwangeren ist der Gebrauch von Wacholder generell verboten! Auch bei Gesunden kann Überdosierung oder allzu langer Gebrauch zu Schäden führen (wie beispielsweise Nieren- und Schleimhautreizungen etc)!

Walnuss: Juglans regia; Baumnuss, Welsche Nuss. Enthält Gerb- und Bitterstoffe, ätherische Öle, die Vitamine C und E sowie die für den Leberstoffwechsel wichtige Alkoholverbindung Inosit. Wirkt „blutreinigend" und stoffwechselaktivierend; hilft bei Hauterkrankungen und Fußschweiß. Das Nussöl, im Reformhaus erhältlich, schützt die Haut vor Sonnenbrand, ist aber auch ein „herzaktives" Speiseöl. Ein Absud grüner Walnussschalen (zwei Esslöffel, fein zerschnitten, auf ein Viertel Liter Wasser als Tagesmenge; tagsüber schluckweise trinken) soll Potenzstörungen beheben.

Wegwarte: Cichorium intybus; Rattenwurz, Sonnenwirbel, Wegleichte, Wilde Endivie, Wilde Zichorie. Enthält verschiedene Kohlenhydrate, darunter auch das für den Diabetiker geeignete Inulin, ferner Glykoside, Bitter- und Mineralstoffe (unter anderem Kalium). Wirkt entzündungshemmend und stoffwechselanregend; sie fördert Appetit und Verdauung, hilft bei Katarrh verschiedener Art des Magen-Darm-Traktes; sie ist schwach harntreibend. Ihre angeblich „entgiftende" Wirkung bei Leberleiden ist wissenschaftlich nicht bewiesen. Früher wurde aus der Wurzel ein Kaffee-Ersatz bereitet.(„Zichorienkaffee"). Er ist nach wie vor Patienten zu empfehlen, denen der Genuss von Bohnenkaffee verboten ist. Die wertvollen Wirkstoffe der Wegwarte finden sich auch im Chicoréesalat.

Weißdorn: Crataegus oxyacantha; Hagedorn, Mehlbeere, Saurach. Enthält Glykoside, Gerbstoffe, Flavone, ätherisches Öl, Fruchtsäuren und Pektin. Wirkt gefäßerweiternd, herzberuhigend, vorbeugend gegen Arteriosklerose, und er senkt erhöhten Blutdruck (Arzt fragen!). Weißdorn ist in vielen homöopathischen Herz-Kreislauf-Mitteln enthalten.

Wermut: Artemisia absinthium; Absinth, Bitterer Beifuß, Magenkraut, Wurmtod. Enthält ätherische Öle, die beispielsweise auch im Salbei vorkommen, ferner den von der Kamille her bekannten Wirkstoff Cham-Azulen, verschiedene Glykoside und Bitterstoffe sowie die Vitamine B6 und C. Wirkt appetitanregend, verdauungsfördernd und krampflösend; er aktiviert den Leberstoffwechsel, fördert die Durchblutung und hilft bei nervösen Schmerzzuständen (Migräne). Vorsicht: Wermut macht süchtig, ähnlich wie Morphium! Überdosen von Wermutpräparaten können zu schweren Vergiftungen führen (Nierenschäden, Krämpfe). Wermuthaltige Branntweine degenerieren rasch die Gehirnzellen.

Ysop: Hyssopua officinalis; Ispenkraut, Weinespenkraut, Eisewig. Enthält ätherisches Öl, Glykoside und Gerbstoffe. Wirkt hustenlindernd und schleimlösend; er hemmt nächtliche Schweißausbrüche.

Zinnkraut: Equisetum arvense; Ackerschachtelhalm, Pferde- oder Katzenschwanz, Kannenkraut, Schaftheu, Scheuer- oder Fegekraut. Enthält vor allem Kieselsäure, ferner Bitterstoffe und Saponine sowie die Mineralstoffe Aluminium, Eisen, Kalium, Kalzium, Mangan und Natrium. Wirkt stark harntreibend, aktiviert die weißen Blutkörperchen, festigt die Zellgewebe (vor allem von Lungen und Blutgefäßen). Aus Zinnkraut frisch ausgepresster Saft wirkt auch blutgerinnungsfördernd (Arzt fragen!). Vorsicht: Eine Überdosis oder allzu langer Gebrauch können zu Vergiftungen führen!

Zwiebel: Allium cepa; Bolle, Garten- oder Speisezwiebel. Enthält ätherische Öle, verschiedene Vitamine und Mineralstoffe, Inulin und Pektin. Wirkt antibakteriell und stoffwechselfördernd, stark harntreibend; sie regt die Durchblutung an, stärkt generell den Organismus. Bei Katarrh der oberen Luftwege wirkt die Zwiebel auswurffördernd und schleimlösend. Ihre äußere Anwendung bei Ekzemen, Geschwüren, Frostbeulen oder Verbrennungen ist abzulehnen.

Heilpflanzen werden wie folgt aufbereitet:

Frischpflanzensaft: wird am besten aus der zerkleinerten Pflanze mit Hilfe eines Entsafters gewonnen; er enthält neben den wasserlöslichen Wirkstoffen auch die Vitamine, Minerale, Zuckerstoffe und das pflanzliche Fasergerüst. Selbstzubereitete Frischsäfte müssen möglichst gleich getrunken werden . Fertigprodukte aus dem Fachhandel sind schonend erhitzt und dadurch haltbarer gemacht. Sie müssen aber auch im Kühlschrank aufbewahrt und innerhalb weniger Tage verbraucht werden.

Tees: enthalten nur die wasserlöslichen Wirkstoffe, beispielsweise in Abkochungen: für harte Pflanzenteile, z.B. Rinde oder Wurzeln ,deren Wirkstoffe nicht hitzeempfindlich oder auf andere Weise nicht zu gewinnen sind (Teile mit kaltem Wasser übergießen, 10-20 Min. schwach kochen lassen, dann Abgießen).

Aufgüsse: zur Wirkstofflösung über empfindliche Heilpflanzen mit zarten Bestandteilen, beispielsweise Blüten (mit kochendem Wasser übergießen, 5-10 Min. bedeckt ziehen lassen, dann abgießen).

Kaltauszüge: für Heilpflanzen, deren Wirkstoffe wärmeempfindlich sind oder deren unerwünschte Inhaltsstoffe gar nicht erst gelöst werden sollen (mit kaltem Wasser übergießen, je nach Rezeptur mindestens 30 Min., gewöhnlich über Nacht zugedeckt stehenlassen, dann abgießen; Tee kalt oder nur schwach angewärmt trinken).

Tinkturen und Extrakte: enthalten als zusätzliches Lösungsmittel meist Alkohol, beispielsweise 70%igen Weingeist oder einen guten Wein; sie werden gewöhnlich nur tropfenweise oder mit Wasser eingenommen.